ロマンとアンチロマンの

古井倫士著

医学の歴史

黎明書房

序にかえて

ヒトが病に侵されるのは命あるがゆえの宿命というべきであり、そこから逃れようとするのは本能のようなものである。いったいいつのころからヒトは病を癒そうと努力するようになったのであろうか。野生動物に観察される毛づくろいや傷を舐める行為もその類いだとすれば、その起源は人類誕生まで少なくとも数百万年を遡ることになるのだろうが、病という状態にはっきり気づいてからとすれば、神の存在を意識し始めたころとするのが妥当なのだろう。

まずヒトは超自然的な力にすがった。病はヒトに下された災いであると考え、許しを乞うて祈ることによって癒されようとしたのである。いわゆる呪術的医学である。文明発祥の地メソポタミアや古代エジプトにおける医学もその色合いをもっており、医師は同時に神官でもあった。しかし、徐々にヒトは病を冷静に観察することによって自力で癒そうと努力し始める。そのことは紀元前二〇〇〇年前後の墳墓や遺跡から発見される古文書パピルス（古代エジプト文明）や粘土板（メソポタミア文明）に遺された未熟ではあっても科学の芽生えを感じさせる治療法の記述によって窺い知ることができる。エーベルス・パピルス（解読者の名前をつけてそう呼ばれる）には主として内科的治療法が八七七例、エドウィン・パピルス（発見者の名前がついている）には骨折など四八例の外科的治療法が記録されている。

それら古代オリエント文明より幾分ときを遅くするもののインダス文明や黄河文明における事情も似たもので、紀元前後に著わされた各種の『ヴェーダ（サンスクリット語で知識という意味）』あるいは『黄帝内経《こうていだいけい》』といった古文書には宗教的側面を残しながらも医学の萌芽を感じさせる治療法が記載されている。生命現象は陰と陽、さらには木、火、土、金、水の五行の要素によって左右されるとする古代中国の陰陽五行説は当否をともかくとして現在の漢方医学に生き残る。

ギリシャにアテネをはじめとする都市国家が形成される紀元前十世紀ごろから医学は地中海沿岸を中心に科学性を増しながら発達していく。マケドニアのアレクサンドロス大王の東征を契機にして紀元前四世紀ごろから文化の中心はプトレマイオス朝エジプトの都アレクサンドリアに移るが、そこには五十万冊にも及ぶ蔵書を揃えた図書館があったという。ただ、神話上のアスクレピオスを医の神として崇めるなどの習俗的な医学観は依然として残っていた。

後世に医学の父と称されるヒポクラテスの教えを信奉した一派はこのころ彼の名を冠して医学書『ヒポクラテス全集』を編纂する。その「誓い」の篇には「……養生治療を施すにあたっては能力と判断の及ぶかぎり患者の利益になることを考え、危害を加えたり不正を行う目的で治療することはいたしません……」とあり、彼らは現代にも通用する倫理の下で医を業としていた。病の原因は肉体を流れる血液、粘液、胆汁、黒胆汁の四つの体液の釣り合いの乱れであると考え、治療は患者のもつ自然の治癒力を伸ばすことを基本としていた。

ギリシャからローマに引き継がれた医学はしばらく進歩の度合いを緩め、中世のいわゆる暗黒時代になると宗教の重荷に押し潰されてみるべき進歩なく教条主義に陥る。このころヨーロッパ各国はペストの流行に苦しめられるが、星の運行による巡り合わせが原因であるといった占星術的な説明がまかり通ったりもする。

十四世紀以降、医学はルネサンス（文芸復興）の流れに乗ってイタリアを中心に再び科学としての立場をとり戻し始める。レオナルド・ダ・ビンチによる心臓などの写生画を眼にしたことがあるかと思うが、まず解剖学が牽引役となって医学の発達を促していく。傷病兵の治療を目的とする戦陣医学の必要性からそれまで内科医よりも地位を低くみられていた外科医の活躍も目立つようになる。

十七世紀に入ると、生体の働きを知ろうとする生理学が学問としての体裁を整え始める。ハーヴェイは『心臓と血液の運動』を著わし、動脈を流れた血液が静脈を経て心臓に戻る循環の仕組みを明らかにした。これによって、ギリシャ時代のエラシストラトスが考え、ローマ時代のガレヌスに引き継がれた循環説、つまり呼吸によって取り込まれた精気（プネウマ）が静脈を経て心臓で血液と混じり合うとする、いまならとても信じられない説は千五百年以上のときを経て否定されることになる。毛細血管やリンパ管の発見、生体を構成する基本単位である細胞の発見、赤血球の発見、体温計や顕微鏡の発明なども、この時代のできごとである。ヨーロッパの各国にはこんにちの学会に匹敵する組織も結成されていった。

十七世紀にはわが国にも新しい医学の風が吹く。それまで遣隋使（六〇〇年～）や遣唐使（～八九四年）に同行した学僧らによってもたらされた知識をはじめとしてもっぱら中国医学を手本にしていたところにポルトガルやオランダから西洋医学が伝わるのである。一六四一年以降は鎖国政策によって長崎に設けられた出島のオランダ商館に赴任する医官たちの知識をもとに蘭学が興り明治維新以後の医学発展の基礎になる。

十八～十九世紀は感染症について多くの発見がなされた時代である。ジェンナーによって痘《とう》瘡《そう》に対する牛痘接種による予防法が見つけられ、パスツールによって狂犬病のワクチンが創製された。これらはこんにちのワクチン療法の嚆矢《こうし》である。また、コッホによる結核菌およびコレラ菌、北里柴三郎による破傷風菌（ペスト菌は北里とエルザンによる）、志賀潔による赤痢菌、シャウディンとホフマンによる梅毒スピロヘータ、イワノフスキーによるウイルス（後二者は二十世紀初頭）など数々の病原体の存在が明らかにされた。幾度となく繰り返されたペストの流行や十五世紀の大航海時代に世界規模で伝播していった梅毒の経験からルネサンス時代に漠然と想像されていた媒体の存在が現実のものとなったのである。

この時代には、その後の外科治療を飛躍的に発展させることになる滅菌法および全身麻酔法が発明され、十九世紀末には現代医学においても診断を下すのに欠かすことのできないエックス線もレントゲンによって発見される。また、ダーウィンがガラパゴス諸島の調査から進化論を、メンデルがエンドウマメの交配実験から遺伝法則を発表したのも十九世紀である。

二十世紀を迎えると、こんにちの医学を支える発見や発明が加速度的に増加する。その数はあまりに多くて内容も細にわたるため、筋道をたててそれらを紹介するのはむつかしい。前世紀の始まる一九〇一年はちょうどノーベル賞が設けられ、六部門のひとつとして医学生理学賞の表彰が行われるようになった年なので、こんにちまでの受賞テーマのいくつかを挙げてその代わりとしたい。すなわち、インスリンの発見、ビタミンの発見、血液型の発見、ペニシリンの発見、副腎皮質ホルモンの発見、ＴＣＡサイクル（エネルギー代謝の機構）の解明、心臓カテーテル法の発明、遺伝子組み換えの実現、ＤＮＡの分子構造の解明、発癌ウイルスの発見、ラジオイムノアッセイの発明、コンピュータ断層撮影（ＣＴ）の開発、核磁気共鳴装置（ＭＲＩ）の開発、幹細胞誘導の実現などである。二〇〇三年にはヒトの全ＤＮＡの配列が国際的な取り組みによって明らかにされ、遺伝子のレベルで病気を解明する時代が到来しつつある。

以上、五千年近くにおよぶ医学の歩みを駆け足、というより全力疾走で振り返ってみたが、その歴史は人類のそれと比べると実に短く、現代人が医学だと思う近代医学の歴史に限定すればせいぜい数百年にすぎないことがわかる。

思うに、過去のひとびとはいまなら治る病に苦しんでいたわけで、現代に生まれあわせた幸運に感謝したくなる。いまの勢いが続けば数千年といわず、数百年もすれば医学は驚くべき進歩を遂げるであろう。そのむかし、秦の始皇帝は不老長寿の仙薬を得ようとして徐福を東の国（わが国のことだともいわれる）に派遣したというが、そんな古今の権力者が望んだ夢もいずれ現実のものになるのかもしれない。すると、その時代のひとびとは現代のわれわれよりさらに幸運ということになるのだろうか。切りのない話である。幸不幸の気持ちは比較によって生じる部分が多い。しかし、過去は過去、未来は未来であって、それぞれの時代に生きる人にとってはいずれも現代のはず。いまを素直に生きるしかないのがヒトの宿命なのだとあらためて気づく。医学の歴史をひもといてみると、いろいろ教えられるところが多いのである。

本書は医学の歴史を系統だって解説しようとして書いたものではない。それについてはすでにいくつかの優れた成書があって、屋上屋を架すのは著者の好むところではないし、もし似たものを世間に披露したとしても、医療に関係しないひとびとにとって教科書的な事実の羅列は興味のほかかもしれない。そこで、もっと砕けた気分で医学の歴史の断片を覗き、著者なりの感慨を述べ、それが歴史ロマンの案内になって読者にひとときの安らぎを提供し、あわよくば医学の歴史の理解に繋がればと、書き綴ってみたのである。

歴史は厳然とした事実の積み重ね（アンチロマン）である。しかし、見方を変えるとそれは小説にも似た物語（ロマン）でもある。医学の歴史も例外ではない。路地裏を覗き込みながら医学の歴史路を散策する気分で読み進んでいただければと願う。

だいたい主要テーマの時代順に話題を提供したつもりであるが、まえにも断ったように系統的な解説を意図していないので、気の向くまま拾い読みしていただいてもよいかと思う。

目次

II　病草紙　55

目次

Ⅲ 解体新書の謎 99

Ⅳ 栄光と挫折 141

目次

I

アスクレピオスの杖

アスクレピオスの杖

日本医師会のシンボルマークは少し奇妙なものである。ＪＭＡという日本医師会の英名の頭文字の下に蛇が意匠されている。蛇自体に罪はないものの、その自在にくねる体軀や無機質的な顔つきは大半の人にとって気色のよいものではないはずなのに、医学関連の組織のマークにはしばしばこれがあしらわれる。たとえば世界保健機関（ＷＨＯ）のマークでは、世界地図の中央に杖に絡んでペロペロ舌を出している蛇が描かれている。著者の所属する米国血管学会のマークも同じような姿が描かれている。なぜ医学には蛇がつきものなのであろうか。これは西洋文化の源とされる古代ギリシャの編み出した医神アスクレピオスの携帯する杖に由来するのである。

ギリシャ神話上のオリンポス十二神のひとりアポロンにはアスクレピオスという息子がいた。

アスクレピオスの杖

左から，日本医師会，世界保健機関（WHO），米国血管学会のシンボルマーク

コロニスという王女に生ませたのであるが、この王女が浮気者で身勝手にもわが子を山の中に捨ててしまう。アスクレピオスは半人半馬のケンタウロス族のケイロンに育てられ、ついでに医術を習うことになる。その技量は極めて秀でるところとなり、黄泉《よみ》の国に送られるべき死者を減らしてしまうため、黄泉の神プルートの訴えに応じたゼウスによって落雷をもって葬られてしまう。死後、アスクレピオスは崇められて医の神となった。古代ギリシャのひとびとがこの神話をどこまで信じたかはわからないが、ギリシャ周辺の各地には彼にちなんでアスクレピオス神殿と名づけられた癒しの施設が建てられた。これらの神殿は病院のはじまりといわれている。

　この医神アスクレピオスは常に蛇の絡まった杖を携帯した姿で表現される。ギリシャ神話はその姿までは語っていないので、後世のギリシャ人が医神にふさわしい姿として工夫したと思われるが、なぜ奇妙な杖を持たせたのだろうか。強靭な生命力に加えて、その脱皮する生態が再生（健康の回復）を連想させるからだというのが一般的な解釈である。現代人は生を謳歌するわりに、いつしかかならず訪れる死に

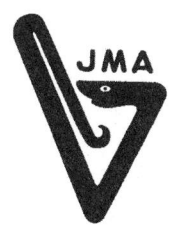

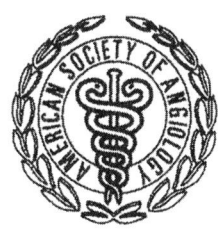

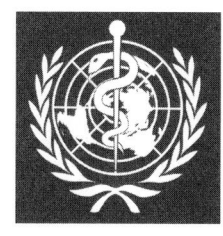

対してはいたって冷淡で、日常の意識からできるだけ排除しようとするが、古代人にとって死はより身近なできごとであっただろう。死後の再生は単なる絵空事ではなく、彼らが蛇の脱皮にその可能性をみたとしても不思議ではない。

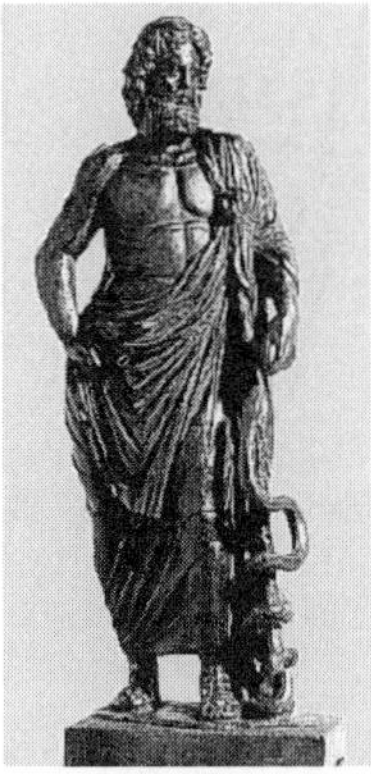
アスクレピオス像

紀元前二五〇〇年前後にメソポタミアを支配したシュメール人が楔形文字を粘土板に刻んで遺した『ギルガメシュ叙事詩』に蛇は再生の象徴として登場する。『ギルガメシュ叙事詩』は一部が『旧約聖書』の雛形になったとされる歴史上最古の物語である。主人公のギルガメシュ（シュメールの都市国家ウルク第一王朝五番目の王の名といわれる）は分身エンキドウを蘇らせようと不死の薬草を探し求める。やっとのことで薬草を手に入れた安堵感からか、彼は泉で水浴びをする。叙事詩はつづきを次のように刻んでいる。「蛇が（薬）草の香に惹きよせられた。それは水から出て来て、草を取った。もどって来ると抜殻を生み出した」。不死再生の妙薬を蛇に奪われ、限りある生を悟ったギルガメシュが故郷ウルクに帰るところで叙事詩は終わっている。

たしかに脱皮と再生の重ね合わせに不自然さはない。では、なぜアスクレピオスは蛇を杖に絡ませているのだろうか。首とか腕に絡ませていてもよさそうな気もする。

紀元前一二三〇年にイスラエル人は迫害を逃れるため、モーゼに率いられて約束の地カナン（現在のパレスチナ）をめざしてエジプトを出国する。いわゆる出エジプトで、その様子は『旧約聖書』の「出エジプト記」が詳しく伝えている。その一節に次のような記述がある。「ファラオがおまえたちに『奇跡を行って証拠を示せ』と言うときには、おまえはアロンに命じて彼の杖をファラオの前に投げさせよ。すると杖は蛇になるであろう」。モーゼは出国を許さないエジプト王（ラムセスⅡ世という説もある）を改心させるために、十の奇跡を起こしてみせるのだが、その手始めとして神の命じるままに兄アロンの持つ杖を投げさせるのである。すると杖はたちまち一匹の蛇に変わる。この場面はひとむかしまえの『十戒』というアメリカ映画にも登場する。チャールトン・ヘストンはユル・ブリンナー扮するファラオに対峙し、自らの信ずる神の力をみせつけるモーゼを威風をもって演じていた。

『旧約聖書』はギリシャ神話誕生に先立つ紀元前十世紀ごろにまとめられているので、古代ギリシャ人がその内容を知っていたとしても矛盾はない。彼らはアスクレピオスが医神にふさわしい奇跡的な治癒力を具えていることをモーゼの杖を携帯させることで示そうとしたのではないだろうか。蛇はふるくより再生の象徴であったという説明よりも具体的で納得しやすい。モーゼ終焉の地とされるヨルダンのアダバの丘の上には記念碑が立っている。その意匠はまさにアスクレピオスの抱える蛇の絡んだ杖と酷似しているのである。

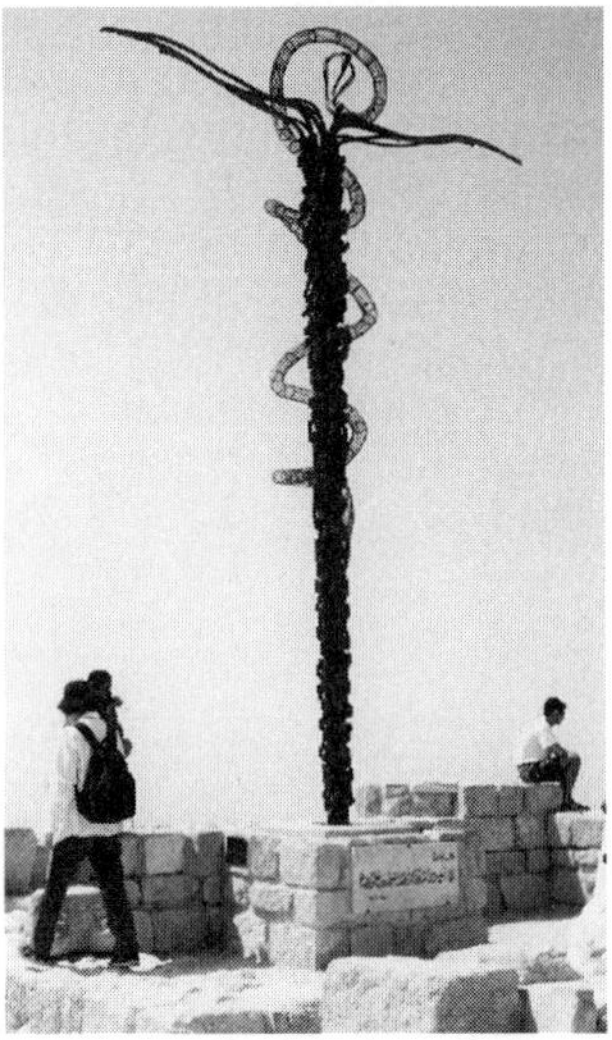

アダバの丘に立つ記念碑

医の神

映画は文学や音楽よりも幼稚な娯楽と思われた時代もあったが、いまや文化の太い柱となり、とりわけハリウッド映画は米国の国策もあって異境の人々の思考にも大きな影響を及ぼしている。最近のＳＦＸ（特殊撮影技術）の発達によって奇想天外なできごともまことしやかに映像化できるようになったことが映画の力を一層強いものにしたように思う。『スターウォーズ』や『未知との遭遇』ほど有名ではないが、そんなＳＦＸを多用した作品に『ハムナプトラ―失われた砂漠の都』（一九九九年、ユニバーサルスタジオ製作、スティーブン・ソマーズ監督）がある。一九三〇年代の作品『ミイラ再生』のリメイクだが、結構楽しめる作品である。

古代エジプト国王の愛人と不倫を犯した罪によって呪いをかけて葬られた大神官をひょんなことから蘇らせてしまった考古学者のヒロインと外人部隊くずれのヒーローが幻の都ハムナプ

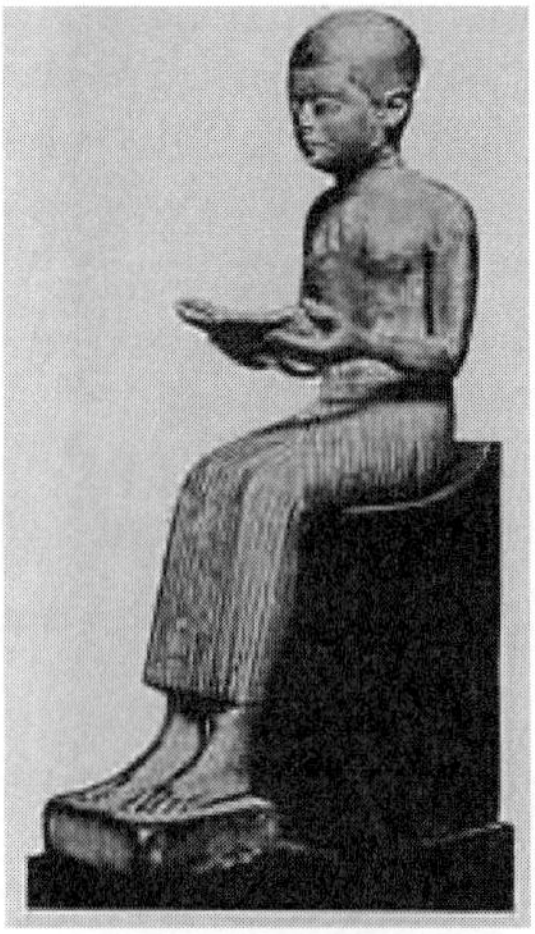
イムホテプ像
（ベルリン新博物館蔵）

トラを舞台にしてその魔力と闘うという冒険活劇である。悪役の大神官はイムホテプという名前で登場する。いかにもエジプト人らしい響きを与える当を得た命名と思うが、それもそのはず、実は古代エジプトに実在した人物の名前を借用しているのである。

エジプトといえば誰しもまずピラミッドを想起すると思うが、最初のピラミッドは古代エジプト第三王朝（紀元前二十七世紀ごろ）の創始者ジョセル王の命によって建てられた。そのピラミッドは基底部一四〇×一二六メートル、高さ六〇メートルに及ぶもので、形状から階段ピラミッドと呼ばれ、サッカラの地にいまも遺っている。この建築を指揮したのがイムホテプである。

ジョセル王の宰相として活躍したイムホテプは建築家であるとともに、エジプトでは医神としても崇められている。当時の医学は科学と宗教が渾然一体となったもので、イムホテプがこんにちの医師のように患者を診察したわけではなく、ピラミッドの建築という偉業が語り継がれるうちに、大いなる力をもって病をも癒す存在とされたのであろう。スクリーンの中の悪役イムホテプは生きながら棺に葬られるが、医神イムホテプはエジプト神話に登場する工匠と芸

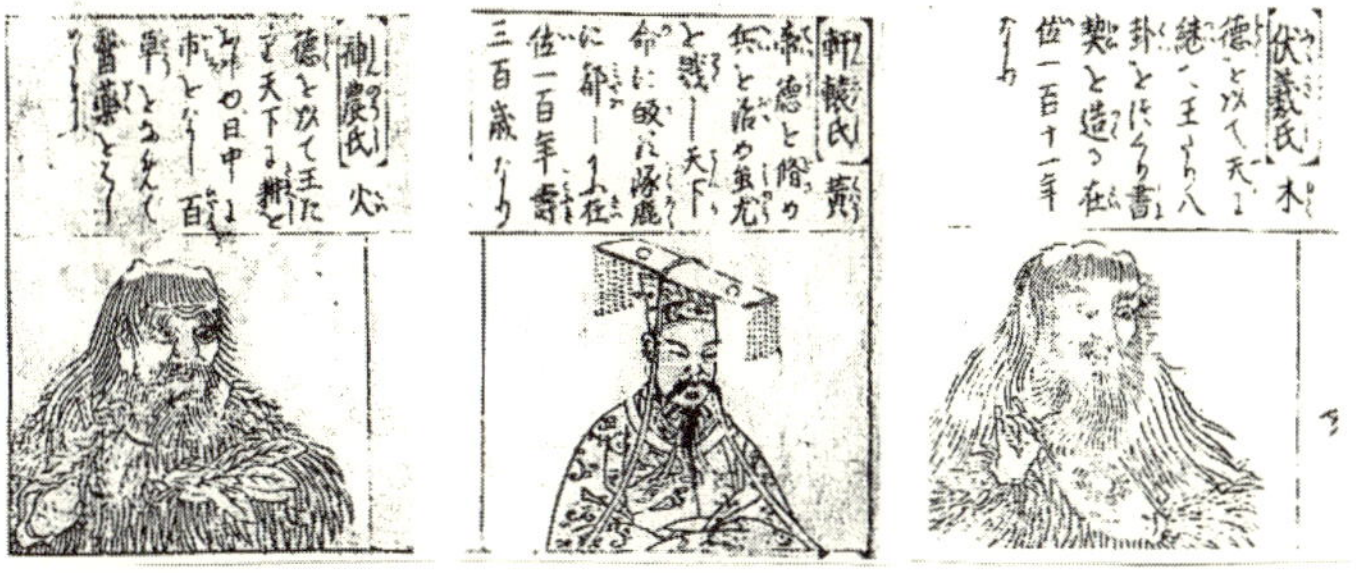

三皇（左から，神農，黄帝，伏羲）
（『唐土訓蒙図彙《もろこしきんもうずい》』より）

術の神プタハと戦争と呪術の神セクメトの子とされ、王墓近くの霊廟に祀られている。

古今を問わず病からの解放は民衆の切なる望みで、医神は洋の東西に存在する。ギリシャ神話のアスクレピオスはその代表として有名だが、一説に、彼はイムホテプをモデルにして生まれたもので、古代ギリシャ人はこれら二柱の神を同一視していたという。当時の歴史家ヘロドトスも著書『歴史』のなかに、「ほとんどすべての神の名はエジプトからギリシャへ入ったものである」と述べている。

古代中国にも医神というべき人物をさがすことができる。中国の礎を築いたとされる伝説上の三皇のひとり、神農《しんのう》は民衆に供すべく、幾度も毒にあたりながら百草の薬効を確かめたという。紀元一～二世紀の後漢時代に編纂され、中国最古の薬物書とされる『神農本草経《しんのうほんぞうきょう》』にはこの医薬祖神の名が残されている。同じく三皇のひとり黄帝《こうてい》は中国医学の父とされ、鍼灸の原典である『黄帝内経《こうていだいけい》』（紀元前一世紀の前漢から紀元一世紀ごろの後漢にかけて編纂）にその名をとどめている。ちなみにもうひとりの三皇、伏羲《ふくぎ》は医神というべき位置にはなく、易や八卦《はっけ》の祖とされている。

ところで、『ハムナプトラ』にはアラブ人の道化役が登場し、蘇ったイムホテプに襲われる場面がある。男はありとあらゆる宗教の神像や象徴を携帯しており、まず十字架をかざして「主よ……」と祈りの言葉を口にする。効き目がないとわかると、イスラム教の刀と三日月、ヒンズー教のブラフマンのメダル、仏教の菩薩像をつぎつぎに掲げ、それぞれアラビア語、ヒンズー語、中国語で祈りをあげる。最後の望みをかけて六角形のダビデの星を見せながらヘブライ語の祈りを口にする。半分ミイラのままであってもイムホテプはもともとはエジプト人なのでその意味を理解できず首をかしげるが、響きには憶えがあったようで、「おまえは卑しき奴隷の言葉を話すのか。ならば、われに仕えよ」と攻撃の手をゆるめる。ユダヤ人はヨセフを長としてエジプトに入って以来、モーゼに率いられて出国する紀元前十三世紀までの四百年余をその地で被支配民として生きた。『ハムナプトラ』の脚本家（あるいは原作者かもしれない。ちなみに原作はニナ・プトナムとリチャード・シェーヤーによる）は『旧約聖書』にある「出エジプト記」の知識をひねったのである。

「出エジプト記」にはモーゼが俘虜《ふりょ》の民からの解放をエジプト王に認めさせるために神の力をかりて起こす十の災いのようすも語られている。落雷とともにおびただしい雹《ひょう》が降りそそいだり、猛烈な砂嵐が吹き荒れ三日三晩にわたって地表が暗闇に包まれたりするのである。映画ではイムホテプの行う復讐がこれらの災いをヒントにして映像化されたと思われる場面も出てくる。欧米人にとって『旧約聖書』は物語の宝庫として教養の一部でもあるのだろう。では、われわれ日本人は仏教についてどこまでの知識があるのだろうか。

著者の信ずる宗教は先祖の流れからいちおう浄土真宗ということになっているが、開祖親鸞が法然の弟子であるというていどの心細い知識しかない。宗旨とする「悪人正機」の正確な意味もつい最近になって理解した粗末さである。仏教の教典には聖書のような物語性に富んだものが少ないせいかとも思うが、かといって『古事記』や『日本書紀』にある神話を熟知しているわけでもない。戦前のいち時期の政治に利用されたとの理由でわれわれの祖先の綴った神話は教育の場から遠ざけられた。著者もその影響を受けたひとりであるが、あらためて調べてみれば、それはギリシャ神話ひいてはエジプト神話にも似ており、ちゃんと医の祖とされる神が登場するのである。

大黒さまと一寸法師

わが国にもエジプトにおけるイムホテプやギリシャにおけるアスクレピオスのように医神といわれる存在がある。大国主神《おおくにぬしのかみ》と少彦名命《すくなびこなのみこと》がそれである。

『古事記』は神による天地の創造に始まって、豊葦原瑞穂国《とよあしはらみずほのくに》すなわち日本ができ、体裁を整えていくようすが綴られたわが国最古の文書である。上、中、下の三巻からなっており、稗田阿礼《ひえだのあれ》の伝誦を太安万侶《おおのやすまろ》が筆録し、七一二年に完成したとされる。中、下巻の内容は神武から推古にいたる天皇の治世が当時の朝廷の意向に沿って記述されているものだが、上巻の語るところは物語性に富んだ神話である。その雰囲気はギリシャ神話と非常に似ている。著者は歴史学者ではないので確かなことはわからないが、エジプト神話の影響を受けてギリシャ神話が生まれたのと同じような関係が『古事記』とギリシャ神話とのあいだにあるのかもしれない。この上巻に「稲羽《いなば》の素兎《しろうさぎ》」と題された有名な話が出てくる。あらためてあらすじを紹介すると、次のようなものである。

稲羽の国（今の鳥取県）に住む、美人と評判な八上比売《やがみひめ》に求婚しようとするおおぜいの兄弟（八十神《やそがみ》）とともに大国主神（『古事記』では別名を大穴牟遅神（おほあなむぢのかみ、おほなむぢのかみ）、葦原色許男《あしはらのしこお》ともいう）は旅に出る。八十神の面々はあまり弟思いではなく、大国主神はひとり大きな袋を担がされて、一行のうしろをお供させられる。

ある岬にさしかかると、一匹の丸裸の兎がひび割れた皮膚を風にさらして、おいおいと泣いている。「いったいどうしたのか」と大国主神が尋ねると、兎は「わたしは隠岐の島からこの岬に渡ってきたかったので、わに（鰐ではなく鮫《さめ》のこと）に『おまえとわたしとどちらの仲間が多いかくらべようではないか』といって、わにを海に並ばせ、その数をかぞえるふりをしながらその背中を跳んできました。いよいよ岬に下りるとき、『やーい、だまされた』とからかったら、怒ったわにがわたしの着物を剝ぎとってしまったのです。悲しくて泣いていると、通りかかったおおぜいの神様（八十神）が『潮水を浴びて、風に当たれ』といわれるので、いうとおりにしたらよけいに傷がひどくなってしまいました」という。そこで、大国主神は兎に「傷を川の水で洗い、蒲黄（がまのはな、ほおう）を敷きつめた上を転がりなさい」と教えた。これを実行すると兎の身体はすっかりもとどおりになった。

大国主神がわが国の医神あるいは薬祖神といわれるようになったのはこの物語の存在からである。『古事記』以前から民衆には癒しの神に対する信仰があって、それが神話の一部として取り入れられたのだという説もあるが、記録がないのでその真偽はわからない。

ところで、兎の傷を癒した蒲黄というのはガマ科の多年草であるガマ、ヒメガマ、コガマなどの花粉のことで、血管収縮作用や利尿作用があり、ふるくは止血剤として使われた。現在は日本では生産されず、もっぱら中国からの輸入に頼り、そのほとんどは蜂の餌として使用され、一部が漢方薬の成分として活用されている。

『古事記』の編纂に遅れること八年、七二〇年には舎人《とねり》親王らの努力により『日本書紀』が完成する。両者の内容には重複する部分が多いが、『日本書紀』には素兎の話は出てこない。しかし、「大国主神（ここでは別名を大己貴《おほなむち》、大穴持《おほあなもち》、大名持《おほなもち》ともいう）は少彦名命（『古事記』では少名毘古那神《すくなびこなのかみ》という）と協力して、人や家畜のために病気の治療法を定めた」とある。大国主神とともに少彦名命にも医薬祖神の地位が与えられているのはこの記述によるものである。

少彦名命は蛾の皮を衣にし、草の実で作った舟に乗り、不老長寿の得られる常世《とこよ》の国からやってきた小人の神である。一説には、おとぎ話の主人公としてよく知られる一寸法師のモデルであるといわれる。ちなみに、大国主神はしばしば大国さま（大黒天）と同一視される。大黒天はヒンズー教のシバ神の化身マハーカーラ（梵語でマハーは大、カーラは黒の意）が唐代に仏

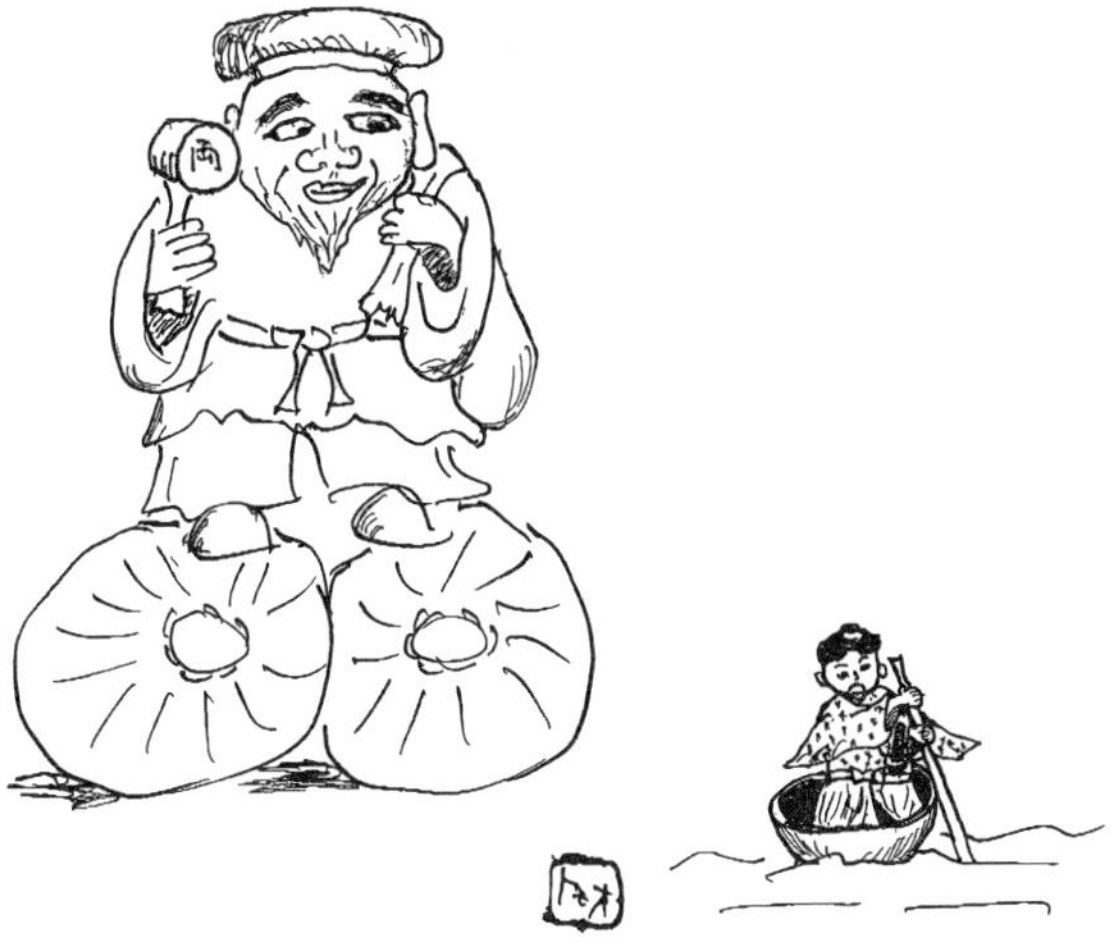

教に取り込まれて変身したもので、わが国には天台宗の開祖である最澄によって紹介されたといわれる。この大黒が大国と音の通じるところから、いつのまにか両神は習合されることになった。大黒天が大きな袋を背負った姿として具現化されるのは『古事記』の記述による影響である。

「稲羽の素兎」の話にはつづきがある。助けられた兎は実は兎神で、「八上比売と結婚できるのは従者のように扱われている大国主神である」と予言する。予言が的中して求婚を拒まれる八十神は治まらない。ついには弟の殺害を図り、山の上から焼けた大石を落下させて大国主神を圧死させてしまう。母親の刺国若比売《さしくにわかひめ》は嘆き悲しみ、高天原《たかまがはら》（天上の国）の神産巣日命《かみむすひのみこと》に救いを求める。そこで𧏛貝比売《きさがひひめ》と蛤貝比売《うむぎひめ》というふたりの女性が地上に遣わされることになる。ふたりは赤貝の殻を削った粉を蛤《はまぐり》の汁で溶いた液を塗って大国主神を蘇らせる。

ややも卑猥な感じがしないでもないが、大国主神を救ったふたりの女性はそれぞれ赤貝と蛤の神なのである。日本経済の高度成長期以降であろうか、あらゆるものが寿司のねたに採用されるようになり、アボカドまでがその仲間入りを果たす始末であるが、しばらく前までは江戸前寿司のねたといえば、必ず蛤や赤貝の名前があがった。ホームドラマの原型といわれる小津安二郎監督の映画のひとつ『秋日和《あきびより》』(一九六〇年封切)にも、「蛤だよ。軟らかいとこ……あと、赤貝たのむよ」と、客が寿司屋のおやじに注文する場面が出てくる。蛤や赤貝は長いあいだ日本人にとって代表的な海の幸であり、古代人にとっては恩恵ある神ともいえたのであろう。また、食物であるとともに治療薬としても利用されていたかもしれない。『古事記』に記載された内容とは少し異なるが、蛤の殻を焼いて粉末にしたものは海蛤殻《かいごうかく》という名で漢方薬の材料として知られている。

大国主神は兎をたすけ、少彦名命は彼の協力者であった。それらの功績で二柱は後世に医神の地位を与えられるのであるが、大国主神を蘇生させた蚶貝比売と蛤貝比売が歴史上で特別の評価を受けたという気配はない。医の神を救ったのであるから、それにふさわしい形容があってもよさそうなものであるが、『古事記』や『日本書紀』が古典として尊重された過去は久しく男性中心の時代であったからなのだろうか。ギリシャ神話では医神アスクレピオスの娘であるヒギエイヤとパナケアは治療の女神とされているので、なんらかの称号があってもよいかもしれない。さしずめ、女医あるいは看護婦（師）の祖あたりはどうであろうか。

最古の手術

手術は身体に切開を加えて治療する行為である。他人の身体を故意に傷つければ傷害罪に問われるところ、病を治す目的に限ってその行為は許されている。当然のこととして医師には大きな倫理観が要求される。

一九九〇年ごろからと思うが、しきりにインフォームドコンセントという言葉を耳にするようになった。医師が治療を行う際には患者にどんな方法があるのか詳しく説明し、患者の意思によって選択した治療を行うべきというもので、患者が手術を望まなければそれも選択のひとつということになる。やや責任逃れの感がしないでもないが、治療を行う側の都合主義を排除するというのがその趣旨である。現代的な慣習と思われがちなのだが、実は似たような工夫はふるくからあった。

一九〇一年、フランスの調査隊はメソポタミアの地に樹立された古代王国バビロンの遺跡から高さ二・四メートルの石柱を発見した。その表面には紀元前十七〜十八世紀に君臨したバビロニア王国六代目の支配者、ハンムラビの名によって公布された法律が楔形文字によって刻まれていた。ハンムラビ法典として知られる二八二条にわたるその条文のなかには次のようなものがある。「医師が重傷の人をメスで殺したり、眼の膿瘍《のうよう》を手術して眼を潰したら、医師の手を切り落とす」。

ハンムラビ法典を貫く思想は〝眼には眼を、歯には歯を〟に象徴される同態復讐法であり、医師にとってはなんとも厳しい内容である。これではメソポタミアから手術を敢行する医師などいなくなってしまう気もするので、実際はそれほど忠実に運用されなかったのかもしれないが、ともかくも手術が患者にとって不利益とならぬようにとの工夫は文明発祥のいにしえからあった。

では、そんな工夫を必要にしたそもそもの手術という治療法を人類はいつのころから行うようになったのであろうか。

人類学上で有名なネアンデルタール人やクロマニヨン人の化石が発見された（一八五六年および一八六八年）のとほぼときを同じくした一八六五年、フランス人医師プルニエは故郷のロゼール（フランス南部の県）で行われた新石器時代（紀元前五〇〇〇年ごろ、ちなみに人類の

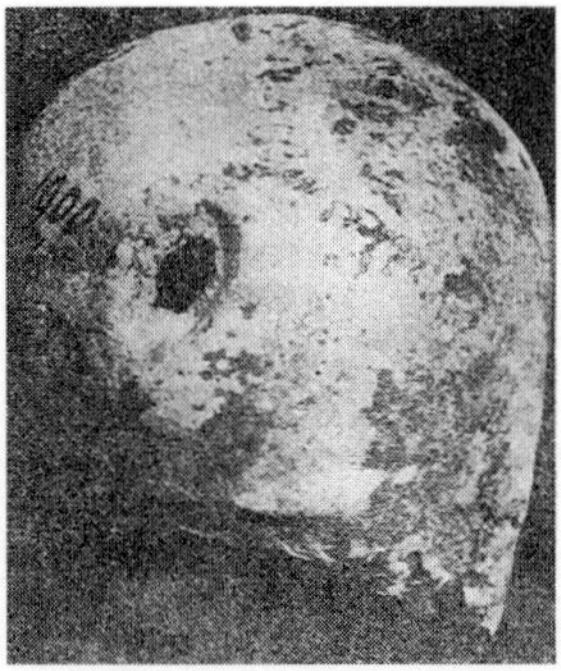

穿頭された新石器時代の頭蓋骨
（パリ国立自然史博物館蔵）

登場から一万年まえまでが旧石器時代で、そのあいだが中石器時代）の遺跡発掘に参加し、穴のあいた複数の頭蓋骨を発見した。現在の方法に直接つながる近代的な脳外科手術が行われたのは十九世紀後半のことで、当時としては石器時代の祖先がそれに似た行為をしたなどとはとても想像できず、それらは死後に穿《うが》たれたものだというのがおおかたの見方であった。多くの穴はほぼ円形で、その周囲はやすりで削ったかのように滑らかであったため、除去した骨片を杯にしたのではないかなどという野蛮な想像もされた。

ところが一八七三年、それらの穴は頭蓋の持ち主が生存している間に穿たれたものであることが明らかになった。フランスの著名な外科医ポール・ブローカーは注意深い観察によって、穴の周囲に穿頭《せんとう》後も生存し続けなければありえない骨の再生像を見つけたのである。彼は一八六一年に言語中枢が左脳にあることを主張し、その傷害によって言葉を発することができなくなる運動性失語症（別名ブローカー失語）に自身の名を残すことになった人物である。同様の頭蓋骨はその後ヨーロッパ各地で続々と発見され、穿頭術は人類史上最初の手術の地位を占めることになる。

著者は脳外科を職業として生活してきたが、その基本ともいうべき穿頭術がいまから五千年以上もまえの新石器時代に行われていたことにはやはり驚く。ただ、よくよく考えればありえる話である。最近の考古学によれば、最古の石器は二百五十万年まえ、狩猟に用いたらしい槍は四十万年まえのものであるというし、十六万年まえと推測される頭蓋骨には肉や脳を剝ぎ取った痕跡があったという。それらの時代から十万年単位のときが流れれば、祖先が穿頭術ぐらい試す気持ちになっていたとしてもおかしくない。百年後にはヒトの平均寿命が百五十歳になるといわれてもにわかに信じられないだろうが、十万年単位のときが過ぎればそれなりの進歩があると考えるのにさほど無理はない。

頭蓋を穿つのは鋭利に磨いた黒曜石を用いれば可能であったかもしれないが、麻酔もなしでよくも敢行したものだというのも驚きのひとつである。しかしこれも現代に置き換えて想像するからで、現在の麻酔法の基本が欧米の医師や歯科医師たちによって発明される十九世紀半ばまで遡れば、手術のほとんどは無麻酔に近い状態で行われていたのである。華岡青洲が通仙散という漢方によってわが国最初の全身麻酔を成功させたのも一八〇五年（文化二年）のことである。

新石器時代の穿頭術はいったいどんな目的があって行われたのだろう。著者はある本に片頭痛に代表される頑固な頭痛に対する古代人なりの治療法ではなかったかと書いたことがある。

片頭痛やその仲間の群発頭痛は堪えがたい痛みが数日間にわたって続いたり、それが幾度となく繰り返されるつらい病気である。現代人にはいかにも乱暴にすぎる行為と映るが、石器時代の祖先は科学的知識の少ない分、素朴で勇敢であったのかもしれない。

穿頭術の目的に関してこのほかに外傷に対する治療、あるいはてんかん発作に対する呪術的な治療であったという説もある。それらのいずれが当たっているのか、またはまったく別の目的があったのか、解答の出る疑問ではないが、石器時代であるから治療などという近代的な目的から離れた儀式的な行為であっただろうと考えるのは当を得ていないように思う。

古代文明発祥の地のひとつメソポタミアに栄え、冒頭に述べたハンムラビ法典の作られたバビロニア王国の遺跡からはこんにちの医療器具の体裁を整えた青銅製の穿頭器が発見されている。最初の穿頭が行われた新石器時代からそのバビロニア時代までの数千年は長いようでもあるが、石器の発明された数百万年まえから新石器時代までの期間に比べればごく短い。そのあいだに穿頭という同じ行為の目的が果たして儀式から治療に変貌するであろうか。現代の医学知識からすれば未熟であったとしても、新石器時代の人々もそれなりに病を治そうとして穿頭を試みたと考えるほうが自然な気がする。

とかく過去は未熟で無知なものと思いがちなのだが、そのときどきの知識は歴史上を連続して獲得されたもので、なんの脈絡もなく突如として生み出されるわけではない。いかに天才のアインシュタインといえどもアルファベットや数式がなければ相対性理論は生み出しえなかったはずである。長い人類の歩みを憶えば、新石器時代の祖先の行った穿頭にも医学的な目的があったと考えるほうが妥当のように著者は思うのである。いまから五千年余のちに医学がいかなる進歩を遂げるかわからないが、ときの子孫に現在の手術を儀式にも似た非科学的な行為と評されては現代人も立つ瀬がないであろう。

酒

漱石の『草枕』ではないが、この世はとかく住みにくい。世間であろうと家庭であろうと人のいるところはストレスに満ち溢れている。では孤独がよいかといえば、それはそれでひとびとのこころを苦しめる。わが国では悲しいことに交通事故の死亡者を優に超える数の人がみずから命を断っているというし、孤独死も耳目を引きつけるほどのできごとではなくなった。文明の発達は生活を便利で快適なものにしたかもしれないが、世の住みがたさはむかしと変わることなく、むしろ増大しているかもしれない。

ひとびとはいろいろな工夫をして世のストレスから逃れようとする。漱石によれば、絵の具箱と三脚架を担いで春の山路を超絶の境地で旅すればよいというが、にわかに真似できるものではないし、そもそも漱石自身もたびたび胃潰瘍に苦しんでいたはずである。そこで、著者な

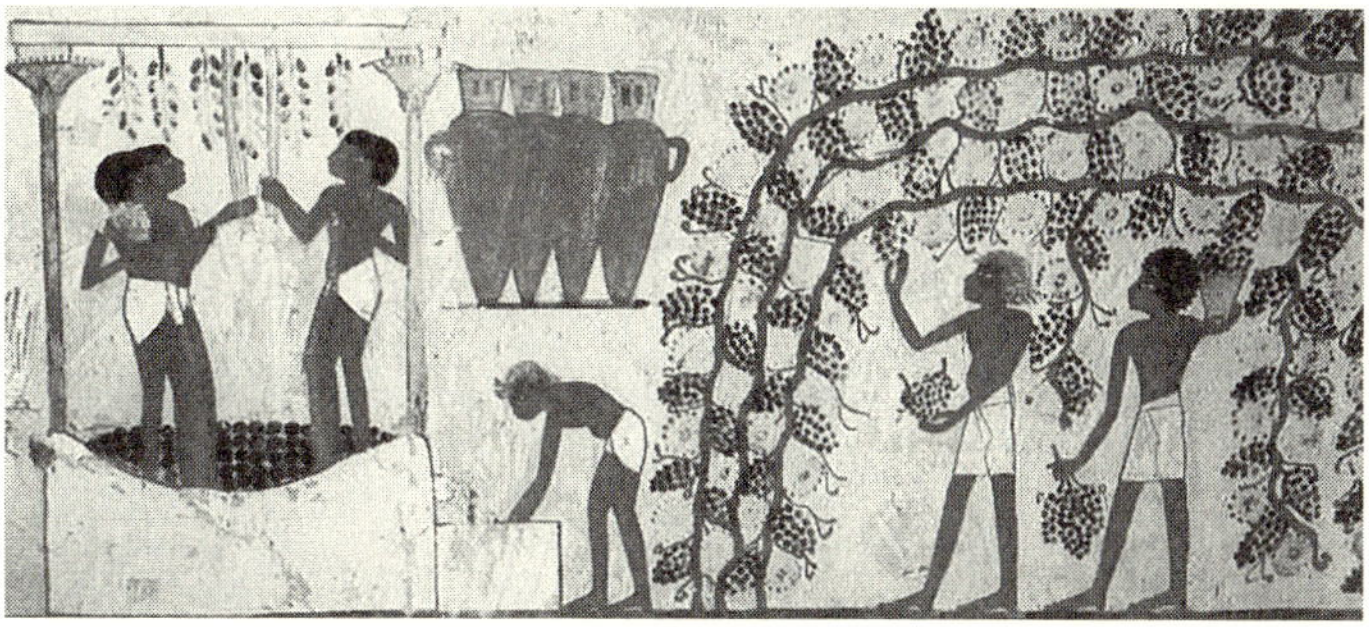

ブドウ摘み（古代エジプト，ナクトの墓の壁画）

どは飲酒による陶酔感にいっときの安らぎを求めて、しばしば繁華街をうろつくのである。

酒の歴史はふるい。古代エジプトでは紀元前五〇〇〇年ごろからすでにブドウ酒が造られ、メソポタミアに興ったバビロニア王国では紀元前二〇〇〇年ごろからビールが生産されていたという。もっと遡れば、原始人も木の実が自然に醗酵してできた酒らしき果汁を口にしていたのではないかという推測もできる。ウイスキーとジンはこれらより新しく、前者は千年ほどまえにアイルランドで、後者は三百五十年ほどまえにオランダで初めて造られたというが、ともかくも酒の歴史は長い。

『古事記』には御酒《みき》は少彦名神が常世の国からもたらしたとあり、『ギリシャ神話』は人類にブドウの木を与え、醸造の術を授けたのは全能の神ゼウスの子ディオニソス（別名バッカス）であると伝える。『旧約聖書』の「ノアの方舟」によれば、神に選ばれし民ノアが洪水の難から逃れたのち、最初に行ったのはブドウを育て、ブドウ酒を造ることであった。もともと酒はあくまで神からの賜物で、神への畏怖の念から供物としたあと、ひとびとはその冥利に酔ったのであり、憂さを晴らすなどという不埒な手段として登場したはずはない。しかし、酒は飲めば酔うのである。故意か偶然かは別にして、これまでに数えきれないひとびとがその力を借りて憂さを晴らしたに違いない。

酒をこよなく愛した陶淵明《とうえんめい》（中国六朝時代の詩人）は『飲酒』の一首に酒を評して「憂ひを忘るる物」といい、李白（唐代の詩人）は『月下独酌』に「酒傾ければ愁い来らず」と詠い、古代ギリシャの詩人アルカイオスは「……運が悪いとて何も気を塞ぐことはない。愚痴いたとて些《すこ》しの得もありはせぬ……よい薬は酒を招《よ》んで存分に酔うことじゃ」と吟じる。

酒はひとりで飲む場合もあるし、おおぜいで賑やかに酌み交わすこともある。かねがね不思議に思うのだが、ひとり酒のほうがどうも酔いが速いような気がしてならない。自分だけの印象なのかと幾人かに質問してみても答えはだいたい著者のものと同じで、それはなぜなのかという話題でもりあがることになる。

酒が酔いをもたらすのはエチルアルコールが脳の働きを変化させるからである。アルコールは三〇パーセントほどが胃から、七〇パーセントほどが小腸から吸収され、血液のなかを流れる濃度が上昇していくと、まず脳幹網様体と呼ばれる組織の働きが低下してくる。脳幹網様体というのは脳を樹木に例えると幹に相当する部分で、大脳の外表を構成する大脳皮質に信号を送ってその活動を高め、意識を正常に保つ働きをする。大脳皮質は思考、言語、学習、記憶など、ヒトがヒトらしさを保つのに必要な働きをするところで、脳幹網様体の活動が鈍るとそれらの高次な働きはおぼつかなくなる。

大脳皮質の内側には大脳辺縁系と呼ばれる組織が位置している。この部分は情動や本能といったヒトが生存するために欠かせない根本的な働きを司り、大脳皮質はその制御をしている。悲しみをこらえ、怒りを抑え、喜びを秘められるのは大脳皮質が大脳辺縁系の活動を調節しているからである。ところが、飲酒によって脳幹網様体が麻痺すると大脳皮質の働きは鈍り、大脳辺縁系は解放された状態になる。そのため、酔えば気が大きくなるのである。

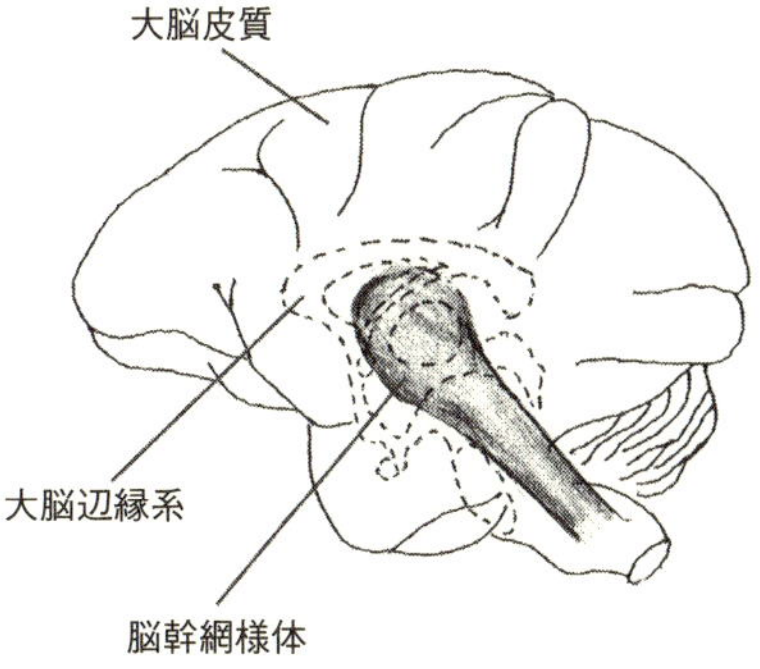

脳幹網様体と大脳辺縁系と大脳皮質

さらに血中のアルコール濃度が上昇すれば、大脳皮質の働きに加え大脳辺縁系の活動もしだいに鈍り、ほろ酔いから酩酊、ついには泥酔へと移行して、足取りは定まらず、言語は支離滅裂、あげくに「どうやって家まで帰ったか憶えていない」といった始末になる。以上が一般に考えられているアルコールの摂取によって起こる脳の生理的な変化のあらましである。

宴会などで談笑しながらよりもひとり孤独に飲むほうが酔いが速いとすれば、その理由としてまず思い当たるのは、緊張感の違いであろう。宴会といっても、気の置けない連中との飲み会であったり、職場の行事あるいは商売上の接待であったり、その形態はいろいろなのだが、会話をうまく成り立たせるためには多少なりとも頭脳を使わなければならない。相手の話に歩調を合わせることが必要であるし、新たな話題を提供する努力も要求される。それらの高次な作業を分担するのは大脳皮質である。つまり、緊張感をもった飲酒は脳幹網様体からの刺激が減って活動の鈍る大脳皮質を叱咤激励しながらということにならないか。これに対して、ひとり飲む酒は緊張感に乏しく、ただ酔いに身をまかせるのであるから酔いは速い。そもそも、ひとり酒は酔いたいから飲むことが多い。

この推測が正しいかどうか確かめるべく、著者はある日、一冊の本を読みながらひとり居酒屋でビールを飲んでみた。本の内容は少々難解であったので大脳皮質は鼓舞されていたはずなのだが、コップ三杯ほど飲んだところで妙に頭がしびれてきて、いかにも酔ったなと感じた。もとより科学的な実験にはほど遠い経験なのだが、前述の説には疑問が残った。

飲んだ酒の総量が同じであったとしても、杯を重ねるピッチが速ければ酔いも速くなる。話し相手のないひとり酒の酔いが速いのはそのせいかもしれない。しかし、宴会であっても互いに酌をし合って相当の速さで酒量を重ねることもある。また、ひとり酒では杯とともに酒の肴に手を伸ばす回数も多いような気がする。胃のなかに食べ物のない空腹状態ではアルコールの吸収速度が速くなることがわかっているから、ひとり手もち無沙汰な酒が必ずしも酔いを加速する悪条件ばかりそなえているわけでもなさそうである。

もともと漠とした疑問なのだから解答を求めようとするのが誤りで、実はひとり酒と宴会での酔いには差などないのかもしれない。宴会で語り合う酩酊した者同士の精神活動は相対的にみれば互いに酔っていないともいえる。一方、わがこころに語りかけるひとり酒の場にはアルコールの作用によって精神活動の変化した自分がいるのみで、それを素面である平生の自分とくらべるため、速やかに酔った気分になるだけのことかもしれない。

納得できる解答はなかなか見つからない。万葉の歌人、大伴旅人《おおとものたびと》は俗世を達観して『酒を讃《ほ》むる歌』の一首に次の歌を遺している。「験《しるし》なき物を思はずは一坏《つき》の濁れる酒を飲むべくあるらし」。ひとり酒と宴会とではどちらが速く酔うかなどという、いくら考えても甲斐のない問題は棚に上げ、酒は今宵もただ楽しく飲めばよいということなのかも。

「酒は百薬の長」ともいう。ただ、上戸には好都合なこの言葉は医学的な啓蒙の格言ではない。後漢の人班固《はんこ》が前漢の歴史を著わした『漢書《かんじょ》』のなかにある「塩は食肴《しょくこう》の将、酒は百薬の長、嘉会《かかい》の好なり……」が出所で、前漢を滅ぼして新《しん》の皇帝となった王莽《おうもう》が塩、酒、鉄などを国家の統制下に流通させようとしたものの思惑どおりにいかなかったため、それらがいかに大切なものであるかを説こうとして発した詔の一節が後世に一人歩きしたのである。

兼好法師（鎌倉時代）は『徒然草』一七五段でいう。「……（酒は）百薬の長とはいへど、よろづの病は酒よりこそ起れ。憂へ忘るといへど、酔ひたる人ぞ、過ぎにし憂さをも思ひ出でて泣くめる……」。なるほどである。しかし、「かくうとましと思ふものなれど、おのづから捨てがたき折もあるべし。月の夜、雪の朝、花のもとにても、心のどかに物語して盃出だしたる……」と続ける。ひとり酒にしろ宴会にしろ、やはり酒は楽しくほどほどに呑むのがよいのである。

ふぐ料理

木々も色づいて冬の近づくころになるとふぐ料理が恋しくなる。最近は養殖ものが増えたから値打ちに口にすることもできるが、それでも安価ではないからそうそう機会に恵まれるわけではなく、余計に食べたくなるのかもしれない。

食用としてのふぐの歴史は長い。古代エジプトにはふぐを意味する象形文字（ヒエログリフ）があり、秦から漢にかけて編纂された『山海経《せんがいきょう》』には食べると死ぬ魚のあることが記載されている。わが国にしぼれば、縄文時代の貝塚からその骨が出土し、奈良時代の『出雲風土記』には秋鹿《あいか》の郡《こおり》（現在の島根半島の中央部）の章に「北の海にあるところの雑《くさぐさ》の物は、鮐《ふぐ》、沙魚《さめ》、佐波《さば》……」とある。人類が文明を手にしたとき、ふぐはすでに食用とされていたのである。

いうまでもなくふぐは毒のある魚で、たとえばトラフグの雌一匹はヒトなら十三人、マウスなら十三万匹を殺す毒をもつ。テトロドトキシンと名づけられたその毒は同じ重量で青酸ソーダのおよそ千倍、サリンと同等の毒力を発揮するというから恐ろしい。「河豚《ふぐ》は食いたし命は惜しし」とは江戸時代の諺だが、そんな危険な魚をわれわれは安全に食べることができる。そこに至るまでに相当な数の蛮勇な犠牲者がいたに違いない。

古代人はふぐをどのように料理して食べていたのだろうか。芭蕉の句「あらなんともなやきのふは過《すぎ》てふく(ぐ)と汁」にあるように江戸時代にはいまのちり鍋に似たものをこわごわ食べていたらしいから、それ以前の料理法も刺身や唐揚げのように肉だけを選別するのではなく、すべてを火にかけるといったもので、たとえ内臓を除いたとしてもそれほど厳密なものではなかったような気がする。だとすると、海辺の古代人のほとんどは中毒で命を縮めることになったはずである。ところが、ふぐといっても代表的なトラフグのほかにマフグ、メフグ、シマフグ、サバフグなどと種類は多く、姿は似ていても毒をもたない種があるし、同じ種であってもすべてが毒をもっているわけではなく、トラフグでも強毒、弱毒、無毒がそれぞれ三分の一ずつで、まるごと食べても命に別状のない場合があるという。また、季節によっても毒には多寡があって、産卵期を過ぎた夏から秋にかけては毒の量が少なくなるらしい。口にすれば例外なく死ぬのならいくら情報伝達が未熟な古代であってもいずれその噂は広まるはずで、これらのことが中毒の犠牲者を出しながらも食用魚の地位を失わずにこんにち料亭の卓上に並ぶことになった理由なのだろう。

毒のありかが肝臓と卵巣であることがはっきり認識されるようになったのがいつなのかはっきりしないが、隋の末期七世紀に著わされた医学書『諸病源候論《しょびょうげんこうろん》』の食中毒に関する項に「此魚肝及腹内子有大毒不可食食之往々到死」とある。肝はそのまま肝臓、腹内子は卵巣のことである。わが国にはこの書は遅くとも十世紀に伝わる。ただ、その内容は一部の医師の知識にはなっても一般にまで行き渡ることはなく、大多数の人々は危ないと気づかず、あるいは思いながらも誘惑に駆られて食べていた時代が長く続いたようだ。秀吉による文禄および慶長の役で九州に動員された武士たちはたびたびふぐ中毒で死亡したというし、まえで紹介したように江戸時代でも口にするのには相当の勇気が必要であった。肝臓と卵巣は完全に除去すべきことが一般にも理解されるようになったのは比較的最近のことではないかと思う。

石川県では卵巣が糠《ぬか》漬けにされて特産品として売られている。これは一年ほど塩水に浸して毒を可能なだけ洗い出したのち、細胞内に残った分は糠に含まれる乳酸菌などによる醗酵作用によって分解させるという世界にも例のない知恵の産物なのだが、毒のある臓器を食用にするところが眼目であるから、ふぐ毒が肝臓と卵巣に蓄積されることが明らかになったあとに考え出されたはずである。実際、製造業者は江戸末期から明治時代にかけての創業だというので、このあたりがわが国において広くふぐ毒のありかが周知された時期ではないかというのが著者の推測である。

　毒の蓄積する卵巣を敢えて食用にした先人の執念にはほとほと感心するのだが、ふぐ毒を精製してテトロドトキシンと命名したのも実は同じ日本人である。一九〇九年（明治四十二年）のことで、その後一九六四年（昭和三十九年）にはその化学構造が明らかにされるが、これも日本の学者によるのである。

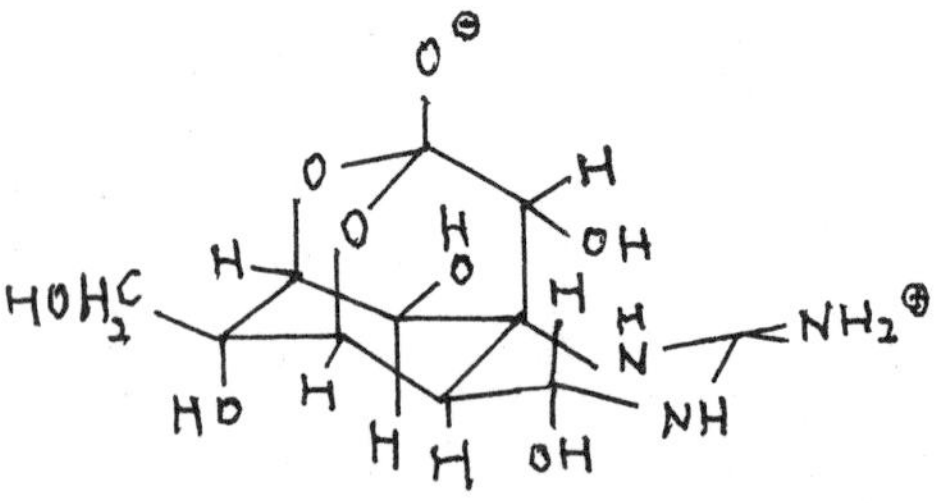

ふぐ毒の化学構造

　貝塚の遺された縄文時代（紀元前八〇〇〇年～紀元前三〇〇〇年）から数千年のときを経てわれわれ日本人は毒のありかを見つけ、その実体を知り、こんにちふぐ料理を安全に堪能できるようにしたのである。その年限を長いとみるか短いとみるか。

　ところで、ふぐ毒テトロドトキシンを摂取するとなぜ死を招くのか。動物の神経や筋肉が必要に応じて働くためにはそれぞれの細胞の膜に組み込まれたナトリウムチャンネルという装置が正常に作動する必要がある。細胞の内と外ではそれぞれに存在するナトリウムやカリウムなどのイオンの量が異なり、細胞の外に多くあるナトリウムイオンがこの孔（チャンネル）を通って細胞の内に流入すると細胞内外の電位が逆転する。これをきっかけに細胞は活動を開始する。テトロドトキシンはこのナトリウムチャンネルに栓をして働かなくしてしまうのである。ナトリウムチャンネルは神経や手足の筋肉にあるもののほうが心臓の筋肉にあるものよりもテトロドトキシンに対して感受性が高いので、ふぐ中毒に罹ると、まず手足の動きが鈍くなり、呼吸ができなくなり、最終的に心臓が止まることになる。

少し意外なのだが、テトロドトキシンはふぐ自身が作り出すのではなく、ふぐはそれを産生する海洋性の細菌を食物連鎖の結果として摂り込んで体内に蓄えるのだという。ふぐ中毒に罹るのはヒトの都合で、ふぐは必要があってテトロドトキシンを肝臓や卵巣に貯蔵するのである。

これまた意外かもしれないが、テトロドトキシンと同様にナトリウムチャンネルの働きを妨げる化合物は人工的に合成されていて、てんかんや不整脈の治療薬として臨床の場で広く使用されている。それらはテトロドトキシンの構造を真似て創った誘導体というわけではないのだが、同類の作用をもつ物質を現代のヒトはふぐと同じように必要として利用している。自然界の妙というべきである。

病院

紀元前四世紀ごろからローマ時代にかけてギリシャとその周辺には神話上の人物アスクレピオスを治癒神として祀る多くの神殿があった。神殿の近くには遠来の人々のための宿泊施設もつくられていた。長旅に耐えた人々は祭壇のまえに跪《ひざまず》き、病からの解放を祈った。そこでは神の権威を借りた聖職者が目薬を注したり、傷の手当てをしたりすることもあったらしい。このアスクレピオス神殿はしばしば病院のはじまりとして紹介される。それはそれとして大きな間違いではないのだが、病を癒すための施設のすべてがギリシャの地に始まったと考えるのは誤りであろう。

インド最初の統一国家マウリア朝の三代目の支配者として紀元前三世紀半ばに君臨したアショーカ王は治世の方針を石柱や崖に刻んで各地の民衆の教化に努めた。遺された碑文には

「……人や獣のために薬草を栽培させ、涼を与え果実を得るために街路樹を植えさせ、一定区間ごとに憩舎を建て、給水所を設けた」というくだりがある。憩舎を病院にたとえるのには少々無理があるが、病んだ旅人がいれば薬草が煎じて与えられ、回復するまで逗留が許されたかもしれない。明治維新以降の近代化が西洋を手本として成し遂げられたために、われわれはつい事物の起源を西洋に求めてしまうのだが、病から解放されて健康に生きようとするのは人類の普遍的な願いのはずで、それを目的とした施設の起源はたいていの民族が独自にもっていると考えるのが公平な歴史観なのだろうと思う。

そういった施設がわが国にはじめて登場したのはいつのことなのだろうか。歴史的に根拠があるのは八世紀前半である。平安時代の歴史書『扶桑略記』に七二三年（養老七年）、興福寺の境内に施薬院《せやくいん》および悲田院《ひでんいん》が建てられたとある。『扶桑略記』にはそれ以上の記述はないが、八六九年に勅撰された『続日本紀《しょくにほんぎ》』には「……太后の勧むるところ……悲田・施薬両院を設け……飢病の徒を療養せしむ」と記述されている。太后とは藤原不比等の娘で七二九年に聖武天皇の妃（光明皇后）となった光明子《こうみょうし》のことである。

施薬院と悲田院の違いははっきりしないが、前者は文字どおり病の治療を目的とし、後者は貧窮孤独の民を救済するためのものではないかと推測されている。これらの施設は聖徳太子が四天王寺に開いたのが最初だといわれることもあるが、後世に著わされて内容が少なからず脚

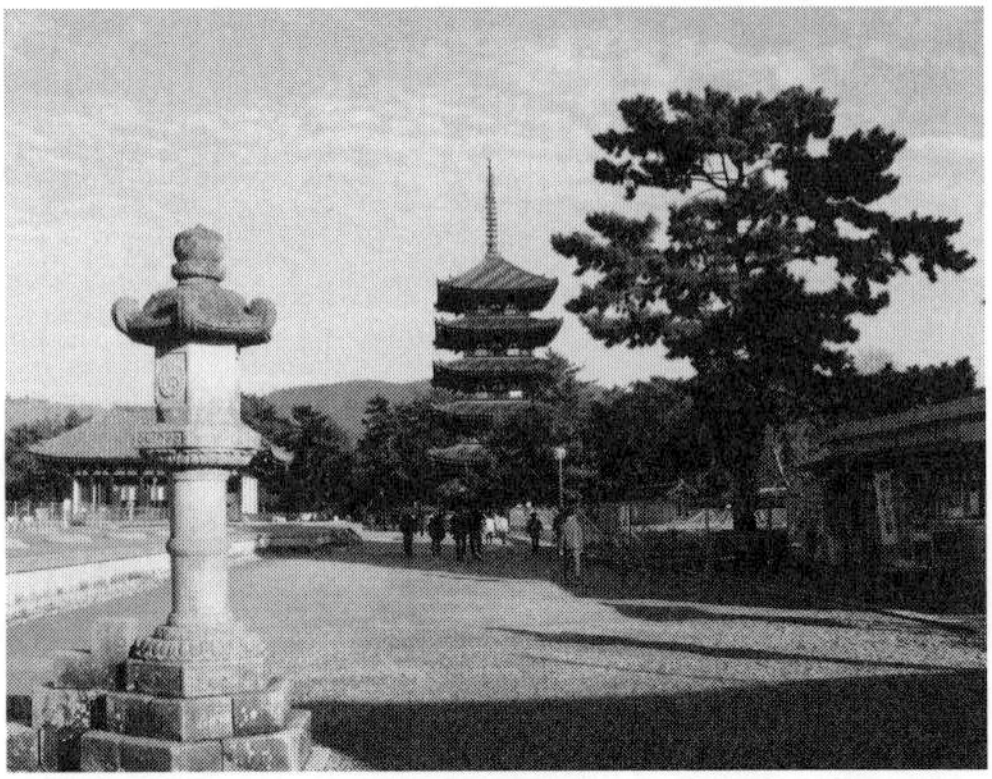

興福寺

色されている『聖徳太子伝暦《しょうとくたいしでんりゃく》』や『四天王寺縁起《してんのうじえんぎ》』の記述を根拠にしているので史実としての信憑性には疑問がある。

六世紀半ばに伝来した仏教の普及をもって国を治めようとしたこの時代、天皇をはじめ殿上人が病にかかると、その平癒を願って寺院が建立された。興福寺もそのひとつで藤原家の始祖である藤原鎌足の病平癒を願って建立されたものである。その境内に庶民のための救済施設を開いた光明皇后は慈悲深い女性の鑑《かがみ》として語り継がれる存在となり、瘡《かさ》に溜まった膿を吸って癩（ハンセン氏病）の患者を介抱したという逸話まで生まれる。ときは流れて昭憲皇太后（明治天皇の皇后）が日本赤十字社の設立を援助し、今上天皇の皇后陛下がその名誉総裁であるのは光明皇后以来の皇室の伝統に則ったものなのだろうか。

話が少し横道にそれるが、赤十字のエンブレム（標章）を見るとわれわれ日本人は病院や薬局をイメージする。万国共通の感覚なのだろうと思い込んでいたが、イスラム教圏では赤十字は十字架を連想させるとの理由で赤の三日月をあしらった赤新月が使用されていることを知った。戦争に傷ついた兵士を敵味方の区別なく救済する趣旨の組織ですら宗教が絡むとことは単純でなくなるのである。

話を戻す。施薬院は八二五年（天長二年）に令外官《りょうげのかん》（七〇一年の大宝律令で決められた以外の官）の施薬院使を長とする独立した国の施設に位置づけられる。しかし、武士が台頭し、皇室の力が衰えるにしたがって徐々に実体を失い、施薬院使という官位のみ丹波氏（現存する日本最古の医学書『医心方《いしんほう》』の撰者、丹波康頼の子孫）に受け継がれていく。

施薬院は一五八〇年ごろ、宮中の南門の近くに設けられた施療所として復活する。秀吉の治世なので民衆受けをねらってのことではないかとつい勘ぐりたくなるのだが、これを進言したのは秀吉の寵愛を得た全宗《ぜんそう》という人物であった。彼は施薬院復活の功によって院号を勅許され、そののちは施薬院《やくいん》全宗と名のり、施薬院使にも任命される。まえに触れたように施薬院使は一〇六〇年（康平三年）以降丹波氏の相伝となっていたので、全宗は初代の施薬院使であった丹波雅忠から数えて十七代目の末裔としてその職に就く。天皇家ならともかく、比叡山に修行をしたといういち僧侶が十七代も先祖を遡れるかどうか疑問で、秀吉が関白職に就くときに平氏の末裔であることにしたのを真似たような気がしないでもない。

復活の動機が純粋でなかったせいなのか、単に豊臣政権が短命であったせいなのか、復活した施薬院は一般民衆に対して百日間の施療を二回、都合二百日間行っただけでその活動を終えてしまう。そして、名を替えて施薬院は江戸時代に再び復活する。

一七二二年（享保七年）、小川笙船《おがわしょうせん》という町医者が貧窮の病人を救済するために施薬院を設置してほしいという趣旨の上申書を目安箱に投函する。高校の日本史にも出てくるのでいまさら説明の必要はないかもしれないが、目安箱は庶民の意見を政策に反映させるために享保六年に徳川吉宗が評定所の門前に設置させた投函箱である。笙船の意見は吉宗に採用され、小石川にあった幕府の薬草園に入所定員四十名の施設が造られ、享保八年に開所の運びとなる。ただ、施設の名称は上申書で使われた施薬院ではなく、吉宗の意向によって「養生所」と改められた。

笙船は具申の功績によって療養所に派遣された幕医の采配にあたる肝煎《きもいり》に任命されるが、数年勤めただけでその役を息子に譲って私人として一生を全うしたと伝えられる。同じように施薬院の復活に関与しながら笙船の与えるイメージは全宗と対照的なもので、彼は山本周五郎の『赤ひげ診療譚』の主人公のモデルにもなり、黒澤明監督の『赤ひげ』では三船敏郎が演じる。

小石川養生所は五十万を超す町人を擁した江戸の福祉医療にただひとつの公共の施療所として大政奉還の近い一八六五年（慶応元年）まで活動を継続する。その地には井戸跡が遺り、かつての存在をわずかに伝えている。

このようにわが国における病院の起源を探ると施薬院に行き当たる。それは紆余曲折しながらも、病める窮民を救済しようとするための施設であった。たとえ窮民でなくても病に冒されれば本人はもとより家族の生活は一変し、場合によっては困窮もする。つい忘れがちなのだが、病院はじめ医療施設を運営する基本は慈悲のこころなのだと気づかされるのである。

II

病草紙

安倍晴明と丹波康頼

その昔、安倍晴明《あべのせいめい》という陰陽師《おんみょうじ》がいた。彼のまだ若いころのある夜、師である加茂忠行の乗った牛車のあとをついて京を下っていくと、こちらに向かってなんとも恐ろしげな鬼が群れをなしてやってきた。晴明以外の供の眼に鬼の姿は見えていない。彼は牛車に駆け寄るとうつらうつらしていた師を起こし、急を告げた。危険を察知した忠行は陰陽道《おんみょうどう》の術を用いてみずからの一行の姿を隠し、鬼の一団をやり過ごすことができた。この一件によって忠行は晴明の人並みならぬ才能に気づき、後継者として陰陽道のすべてを伝授した。

忠行の亡きあと、晴明が土御門大路《つちみかどおおじ》近くに住んでいたころの話。ひとりの老いた僧がふたりの童子を伴って訪ねてきた。訊けば、「自分はかねがね陰陽道を会得したいと願っていましたが、その道ではあなたさまがもっとも優れていると知り、教えを乞おうと参ったのです」という。

晴明は即座に察した。こやつはすでに陰陽道に心得があるはずだ。私の術力を試しにきたに違いない。やすやすとその手に乗るわけにはいかぬ。老師の供をする童子が識神《しきじん》（陰陽師に仕える下級の神霊）であると見破った晴明は「あいにく今日は暇がないので後日お教えしましょう」と応えながら、袖のなかで密かに印を結び「識神を隠せ」と呪《じゅ》を唱えた。老師は礼をいって立ち去ったが、一～二町ほども行ったと思われるころ、困り果てたようすで清明のまえに舞い戻ってきた。そして、「供の童がいなくなってしまいました。あなたさまを試そうとした私があさはかでした。なにとぞ供のものをお返しください」と詫びた。「さようか。わたしを試そうなどと思わぬがよい」。晴明が再び呪を唱えると、たちまち屋敷の外からふたりの童が走り寄ってきた。

晴明が遍照寺の大僧正を訪ねたときのことである。若い公達や僧たちが近寄り、「晴明さまは識神を自在に操ると聞きましたが、人を殺すことができるのですか」と問いかけてきた。「あからさまなお尋ねですな。できぬわけではありませんが、生き返らせる術はないので無益なことです」と応じていると、庭先から池のほとりに五～六匹の蛙が跳ねてくるのが見えた。「あのうちの一匹を殺してみせてくれませんか」。公達らは晴明にしつこく迫った。「せんなきことよ」、晴明は草の葉を一枚摘みとると呪を唱えて空中に投げた。葉がひらひらと一匹の蛙の上に舞い落ちた瞬間、蛙は形もなく押し潰れてしまった。公達たちは怖れのあまり顔色を失った。

これらの話はむろん著者の創作ではない。平安時代に書かれた説話集『今昔物語集』巻二十四に載っている「安倍晴明、忠行に随ひて道を習える語《こと》」の要旨を著者なりに現代語訳したものである。安倍晴明の超人ぶりはこのほかにも鎌倉時代の『古事談《こじだん》』『宇治拾遺物語《うじしゅういものがたり》』、江戸時代の『安倍晴明物語』や『蘆屋道満大内鑑《あしやどうまんおおうちかがみ》』、現代に至っては夢枕獏氏の『陰陽師』シリーズに詳しい。そんな経緯から安倍晴明といえば、小説や映画の世界で呪術をもって妖怪変化の類いを打ち負かして都に静謐をとりもどす伝説の主人公と思われがちなのだが、そもそもは実在の人物である。

飛鳥時代から奈良時代にかけてわが国は唐の制度を参考にして律令制度をとり入れた。律はいまの刑法にあたる。令は中央と地方の統治組織を系統化したもので、中央には神祇官と太政官による統轄の下に八つの省がおかれた。そのうちのひとつ中務省《なかつかさしょう》に陰陽寮《おんみょうりょう》という部門があった。そこでは暦や時刻の決定や天体の観測のほか、とりわけ重要なこととして国政に関する卜占《ぼくせん》が行われた。卜占は中国の陰陽五行説《いんようごぎょうせつ》にわが国独自の神道が加わってできた陰陽道に則って行われ、それを担当する役人は陰陽師と呼ばれた。安倍晴明はそのひとりで、生年は不明だが十世紀後半の平安時代に活躍し、一〇〇五年（寛弘五年）に八十五歳で亡くなったとされる。

陰陽師は病に対しても卜占や禊祓《みそぎはらえ》を行った。卜占は読んで字のごとく占い、禊祓は厄災《やくさい》を

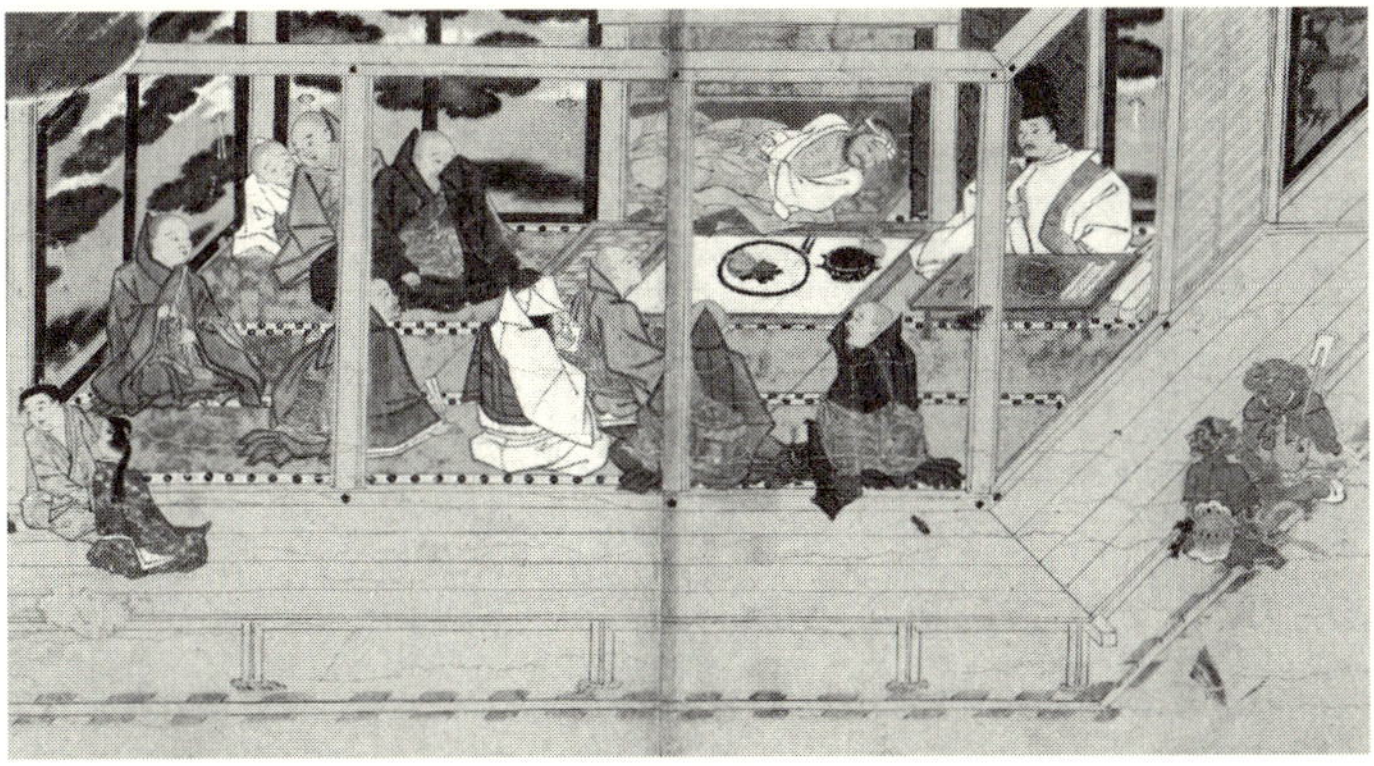

病を占う晴明
（「泣不動縁起絵巻」より，清浄華院蔵）

取り除く呪術のことである。卜占によって病の原因を探り、禊祓によってそれを除去するのも彼らの職務であった。現代風にいえば彼らは求めに応じて疾病の診断と治療に努めたわけである。晴明は一条天皇や花山《かざん》天皇の病に対して禊祓を行ったり、当時の権力者である藤原道長を呪詛の危機から救い、高僧を死の病から蘇らせたと言い伝えられている。現代の知識からすれば非科学的で素直には理解しにくいのだが、当時は得体のしれない病はもののけや疫鬼《えきき》の仕業と信じられていた時代である。

そんな時代に『医心方《いしんほう》』という三十巻からなる医学書が著わされている。それは安倍晴明が陰陽師としての働きによって従五位下に叙されて貴族になったのと同じころ、九八二年（天元五年）に丹波康頼《たんばのやすより》（九一二～九九五年）という人物がまとめ上げたもので、現存するものとしてはわが国最古の医学書とされる。

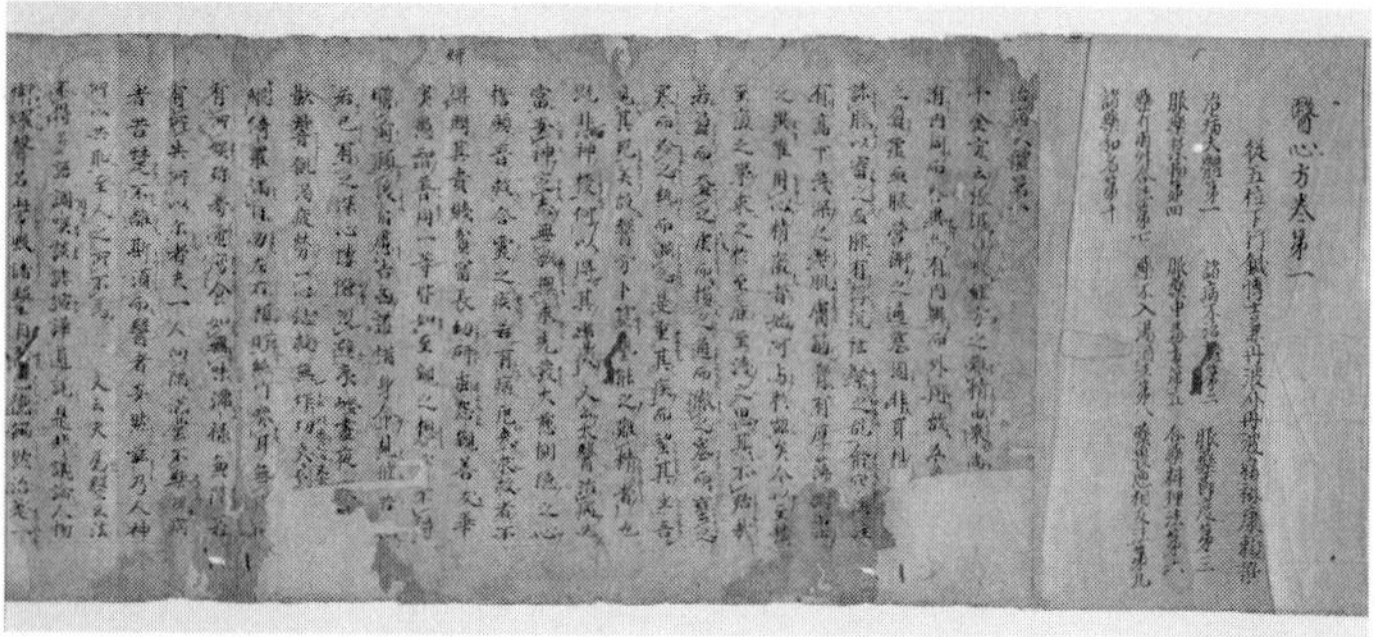

『医心方』国宝（東京国立博物館蔵）

その内容は『諸病源候論』など隋や唐の医書から重要と判断した部分を抜粋して体系的にまとめたものなので、あらゆる事象を陰と陽、木火土金水の組み合わせによって理解しようとする陰陽五行説にもとづいており、西洋医学に親しんだ現代人にはどうしても観念的に映る。また、陰陽道に似たところもある。たとえば、巻十四には「鬼《き》瘧《ぎゃく》を治す法」とか「鬼の撃てる病を治す法」と題した項目があって、鬼という得体の知れない不吉な存在に病気の原因を求めている。それに対していろいろな治療法が示されているが、なかには「額に朱で戴九天《たいきゅうてん》と書いて唱えよ」などという呪術めいたものもある。ただ、現代医学における脳卒中（脳出血や脳梗塞）、呼吸器疾患、消化器疾患、皮膚病、寄生虫病などを指していると思われる箇所も見つかるし、種々の漢方薬による治療法も列挙されており、当時としては精一杯に科学的な立場で撰述された内容といえる。たとえば、巻三にある「半身不随は脾や胃の気が弱り……風邪（現代のかぜとは意味が異なる）に乗ぜられるからである」という記述からは片麻痺という症状の重要性を認識していたことがわかる。『医心方』は完稿したあと朝廷に献納されて宮中の秘庫に収められたまま江戸時代まで外部に出ることはなかった。康頼は従五位下と下級ではあったが貴族に列せられていたし、専門的な知識は代々相伝すべきものという時代であるから彼を非難すべきではないのだろうが、彼の労作は現代の医学書のように広く医師の役に立つことはなかった。それはともかく、陰陽道が幅を利かせていた時代に医学という観点を失わずに大書をまとめようとした彼の先進性は評価に値すると思う。街の書店に立ち寄って医学コーナーの棚を見ると、所狭しと医学書が並んでいるが、それらすべては習俗に支配されていた平安時代に著わされたひとつの書に始まったのである。

多少の消長はあるものの、陰陽道は武士の台頭とともに徐々に勢いを失っていく。一方、医学はそれと交代するかのように幕末から明治にかけて西洋の知識を吸収して大きく進歩していく。しかし、陰陽道は跡形なく消滅したわけではなく、風水、天神信仰、干支《えと》による占いなどに形を変えて現代生活にも少なからず影響を及ぼしている。著者も家を建てるときに鬼門にトイレがくるのはまずいのではないかなどと迷って、なかなか設計が決まらなかった憶えがある。

医学を含めて科学の究極の進歩によってあらゆる事象が合理的に説明できる時代が来れば陰陽道みたような思想の出番はなくなるのかもしれないが、おそらくは人類の歴史が続くかぎり、安倍晴明は姿を変えて生き続け、その時代時代にときの丹波康頼も登場するのであろう。

病草紙

医療関係者だけが眼にしていた救急医療の現場や手術のもようが最近はときどき一般向けのテレビ番組で紹介される。修理工場のようすや絵画や工芸品のできていくさまとは違って、対象はすべてヒトであるから好奇心に訴えて制作しているとすれば、あまり感心できない。必要があって映像にしているのだといわれても、視聴者の怖いもの見たさを期待しているような気がしてならない。マスコミの発達したご時世なのかと自分なりに納得もするのだが、よくよく考えれば似たようなことは昔からあったかもしれないと、ある絵巻を思い出した。

中国や朝鮮の影響を受けながら発達したわが国の文化は八九四年に遣唐使が廃止されたころから国風文化と称される独自の発展をみせ、絵画の世界にも唐の故事を題材としたいわゆる唐《から》絵《え》に替わって自国の事物を対象とする大和絵が登場し、平安時代には『源氏物語絵巻』『伴大納言絵巻』『信貴山縁起』『鳥獣戯画』など多くの絵巻が制作される。いくつかは読者も眼にしたことがあると思う。そんな折、十二世紀にひとつの風変わりな絵巻が作られる。その描写するところは風雅な景色でも公家の典雅な生活でもなく生々しい病人なのである。

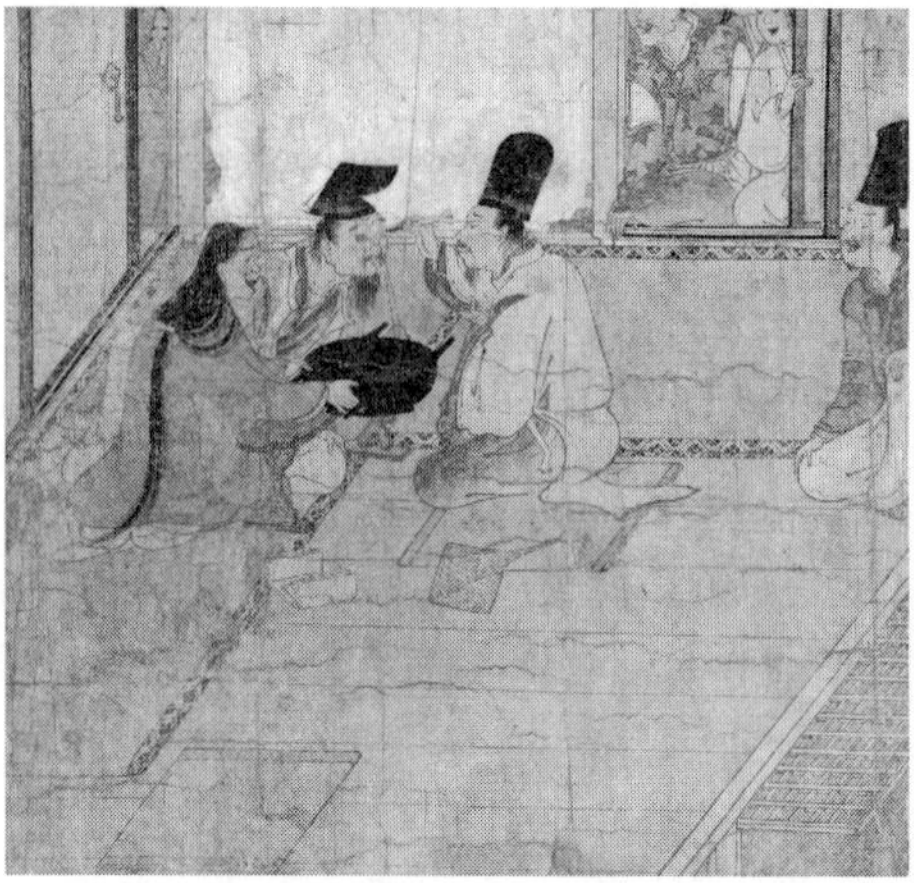

眼病の治療
(『病草紙』より，国立京都博物館蔵)

『病草紙《やまいのそうし》』と称されるこの絵巻は巻物の体裁から断簡されて二十二図が伝わり、うち十図は国宝として国立京都博物館に所蔵されている。それぞれの画には詞書《ことばがき》という説明文が添えられている。たとえば、「眼病の治療」には「眼の見にくくなった村人のもとを薬師《くすし》だといってひとりの男が訪ねてくる。男は、これぞ神仏の助けとばかり喜んだ村人の眼に針をたて、これでよくなるはずだといって去っていった。しかし、眼はいよいよ見えにくくなり、ついには潰れてしまった」とある。眼病はいまでいう白内障であろう。これに対する現代の治療法は混濁した水晶体の内容を吸引除去したのちに人工レンズを挿入するというものであるから、針を刺す行為がまったくの見当違い

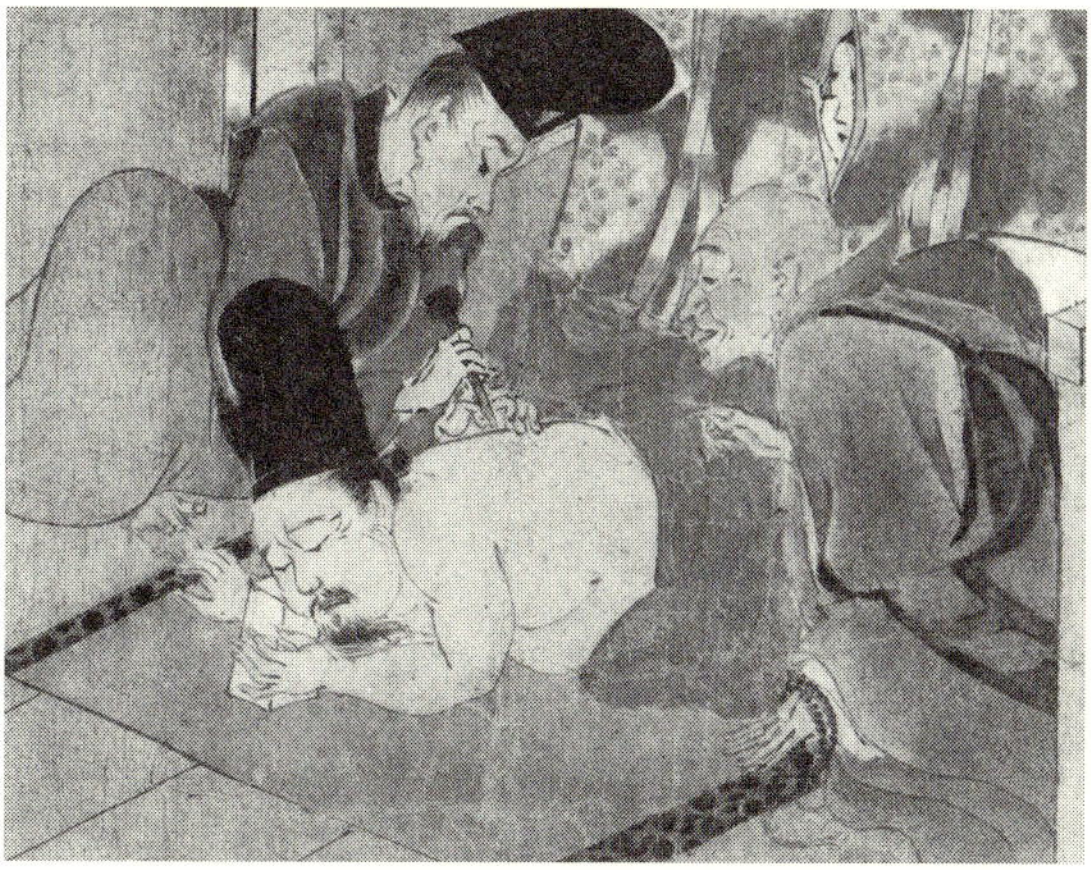

鍼治療
（『病草紙』より，大和文華館蔵）

というわけではないが、一定の硬さをもった水晶体がそれで除去できるわけもなく、まさに盲目的な治療というべきで、当時はそんなことをする自称・薬師が諸国を渡り歩いていたのだ。

『病草紙』には「鍼《はり》治療」のようすを描写した画もある。そのほか以下に列挙するいろいろな病人のようすが収録されている。鼻黒の一家、不眠症の女、風病《ふうびょう》の男、小舌の男、屎《くそ》を吐く男、ふたなり、歯槽膿漏の男、痔瘻《じろう》の男、毛虱《けじらみ》、霍乱《かくらん》の女、せむしの乞食法師、口臭の女、嗜眠癖《しみんへき》の男、あざのある女、侏儒《しゅじゅ》、背骨の曲がった男、白子、肥満の女、鶏に眼をつつかせる女、小法師の幻覚を生ずる男。医療現場を覗きたいと思う現代人に似て当時のひとびとも興味津々とこれらの画を眺めたのだろうと思うが、いったいどんな目的があってこんな奇妙な絵巻が作られたのだろう。

絵巻は平安時代の医学事情を知る資料としての価値があるとしても、それがそもそもの目的であったとは思えない。扱われている病をみると不眠症、歯槽膿漏、口臭などはともかくとして、ふたなり（半陰陽）だとか白子や侏儒（小人症）などいかにも好奇心を煽る種類が多い。また、もし医学上の必要性から作られたとすれば病人のようすだけ描けばこと足りるはずなのに、ほとんどの画には病人を取り巻く見物人が登場する。おまけにそれらの人物は病に対する深刻さとは縁遠いようすで描かれている。

「眼病の治療」では薬師を手伝う病人の妻も後方に控える男も笑いさえうかべている。「風病の男」の相手をする女たちも同じである。ちなみに、男の病は脳卒中の後遺症だとされるが、立て膝をしていて手足が不自由のようにはみえず、歪んだ顔が目立つのでウィルス性の顔面神経麻痺ではないのかと著者は推測する。「鍼治療」でも立ち会う僧侶はいかにも興味ありそうに施療を覗きこみ、患者の女房であろうか、几帳《きちょう》のすきまから顔を出す女の顔つきも傍観者のそれである。不謹慎などという枠にとらわれず彼らは興味の向くまま病人を眺めるのである。

実は『病草紙』の出自に関してふたつの説がある。ひとつは『地獄草紙』や『餓鬼草紙』とともに六道絵《りくどうえ》のひとつとして制作されたというもの。もうひとつは各地方の病にまつわる説話を画としたという説である。

平安末期は公家と武士の対立に加え武士同士の争いによって混沌とした世情にあり、あわせて飢饉や疫病が頻発した。釈迦入滅後の末法の世が始まるとされる時期にも一致しており、いわゆる六道思想がひとびとのこころを捉えていた。その行いが善ければ天道に生まれ、悪ければ次の世は修羅《しゅら》道、畜生道、餓鬼道、さらには地獄道に堕ちるという輪廻転生《りんねてんしょう》の思想である。ひとびとはこの世を含めて穢土《えど》である六道から厭離《おんり》してひたすら浄土への往生を欣求《ごんぐ》した。視覚に訴えていかに地獄道や餓鬼道が恐ろしいかを悟らせようとしたのが六道絵である。

『病草紙』が『地獄草紙』などと同列な六道絵として制作されたとすれば、病はこの世における苦しみとして描かれたことになる。人の世は餓鬼や地獄ほど浅ましいものではないものの、あまたの苦難に満ちている。病もこの世につきものの避けがたい苦難である。ならば、悲しんでもせんなきことで、病人を取り囲む人物があっけらかんと笑みさえ浮かべているのも理解できる。しかし、絵巻に描かれた病は生命に関わるような種類ではなく、まえにも述べたように奇病の類いが多い。この世の苦難の例にするのなら、もっと別の病を選択してもよかったのではないか。

出自はどちらかというと説話を画にしたという説のほうが真実である可能性が高いのではないかと著者は思う。詞書はあとで添えられたのではなく、その内容にそって絵師が筆を執った。そう考えれば奇病が題材とされている点も理解できる。では、病人を囲む人物の笑いの意味はどう捉えればよいのだろう。

病人のようすを覗いたり笑ったりするのは不謹慎だと思うのだが、現代の倫理観や道徳心が八百年以上まえの時代にそのまま通用するかどうかは疑問である。たとえば、現代なら妻以外の女性と親しくなるなど許されないが、そのむかしはかならずしも不道徳ではなかった。『源氏物語』をみればわかる。かたわ、めくら、つんぼなどのいまでは差別用語とされる呼び名が平気で使われていた時代もあった。病は疫鬼《えきき》の仕業と信じられていた時代、ひとびとは諦めにも似た気持ちをもって現代人より冷静に病に対応していたのかもしれない。病に取り憑かれた者をことさら揶揄《やゆ》するというのではないが、興味あるものには関心を抱き、面白ければ笑うといった虚飾のない精神の持ち主であったのかもしれない。

ところで、こんな奇妙な画はいったい誰によって描かれたのであろうか。著者は画家ではないのでその技量のほどは判断できないが、絵巻はもともと後白河法皇が建立させた蓮華王院（三十三間堂）の宝蔵に納められていたともいわれるから、おそらく当時として名のある絵師の手によるものなのだろう。候補として巨勢金岡《こせのかなおか》や土佐光長の名が挙げられている。ただ、はっきりした根拠あってのことではなく、『年中行事絵巻』や『伴大納言絵巻』が彼らの筆になるとされることからの推測の域を出ていないようである。ならば、いろいろ探っていくと、江戸の文化文政期に十カ月間だけ役者絵を描き忽然と消息を断った東洲斎写楽が誰であったのかといった謎解きに似て面白いかなと思ったが、事情は少し違っていた。二十二図がすべて同じ筆致とはいえないところから幾人かの絵師が関わっている可能性も指摘されているのである。画家を芸術家とするのは最近のことで、そのむかしは大工と同じに職人として扱われていたというから、『病草紙』も複数の絵師による合作あるいはときを同じくしてそれぞれ別個に制作されたと考えるほうが自然なのかもしれない。柳の下に泥鰌《どじょう》はそうそういるはずはない。

バーバーポール

理髪店のまえに立てられている筒状の目印を見るにつけ、なんと呼んだらよいのかと幾度となく疑問に思いながらときが過ぎていたが、最近になって英語圏ではそのものずばりバーバーポール（barber pole）といい、わが国では明治二年の横浜に最初の西洋理髪店ができて以降しばらくは有《あり》平棒《へいぼう》と呼ばれていたことを知った。平（棒）と呼ばれたのは円筒に配された帯のらせん状に捩《ねじ》られたさまがポルトガル伝来の砂糖菓子アリヘイ糖（alfeloa）に似ていたかららしい。

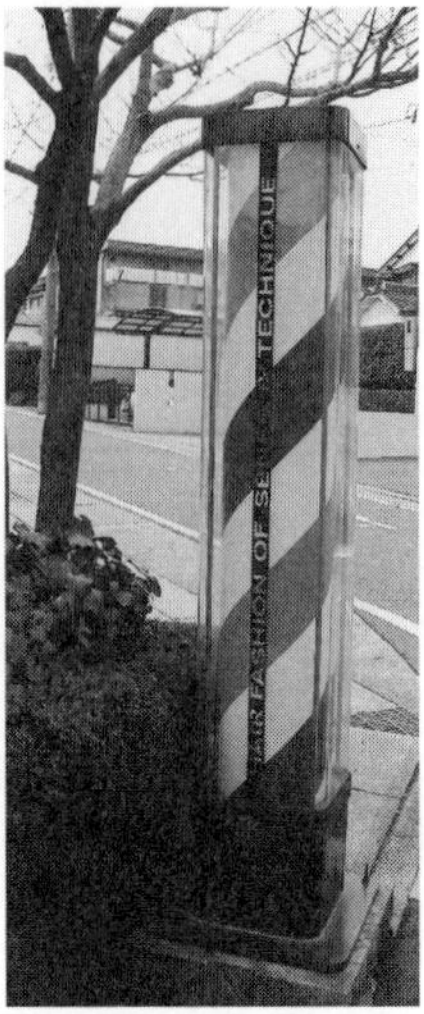

バーバーポールの帯はふつう赤白青の三色に色分けされており、そのいわれも気になったの

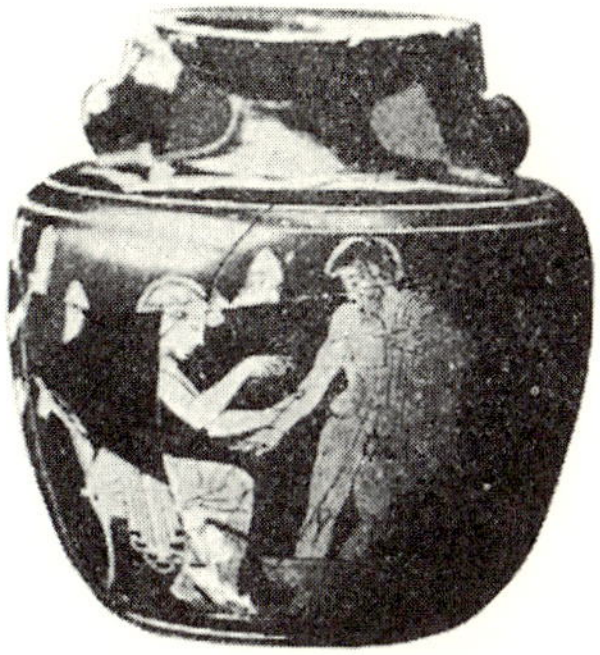
ギリシャ時代の瀉血治療
(アッテカの赤絵花瓶，ルーブル美術館蔵)

で少し詮索してみた。よく耳にするのは赤が動脈、青が静脈、白が包帯を表わしており、そのむかし理髪師が外科医の役割を兼ねていた名残であるという説明であるが、その背景にいかなる歴史が潜んでいるのだろうか。

話は紀元一〜二世紀のローマ時代に遡る。このころ活躍した医師にガレヌスというギリシャ人がいた。彼は病が起こるのは体内を巡る四つの体液（血液、粘液、胆汁、黒胆汁）のバランスが崩れるためだという説を唱えた。この理論は金科玉条のごとく十七世紀まで綿々と医学界に生き続け、いささか乱暴な瀉血《しゃけつ》という治療法が生まれることになる。乾、湿、温、冷のうち温と湿の性質をもつ病は体液が多すぎるのだからこれを除去しようというのである。その説が正しいとしても科学的に考えればまず四つのうちどれが多いのか知る必要があると思うのだが、粘液、胆汁、黒胆汁（いずれも現代のものと異なる）は曖昧とした実体のない概念なので、除去の対象はつまるところ血液に求められたのである。

紀元前一〇〇年ごろに建設されたコム・オムボ神殿の壁には瀉血用の吸い玉を思わせるレ

リーフが彫られているところから、瀉血治療はガレヌスの活躍以前からすでに古代エジプトで行われていたらしいが、少なくともこの治療が理論的に受け入れられるようになったのは体液説登場以降といってよい。

瀉血治療は中世のヨーロッパにも引き継がれる。中世は科学的な事実よりも宗教的な教義が真実だとされた時代ではあったが、学問がまったく無視されたわけではなく、九世紀にはイタリアのサレルノに、十二世紀前後にはフランスのモンペリエやパリに医学校が設けられる。ただ、そこに学ぶことができたのは恵まれた境遇の限られた者だけであった。教会の管理下にある大学人として聖職者の特権を与えられた彼ら医師たちは教養の豊かさを披瀝してもっぱら内科医として活躍するものの、手仕事である外科治療には総じて消極的であった。それは本業のかたわら顔の傷に膏薬を塗ったり腫物を切ったりして剃刀の扱いになれていた理髪師に任せられた。傷の手当や瀉血を生業とするようになった彼らは理髪外科医と呼ばれた。よく外科医の祖先は理髪師であるといわれるのはここに由来するのである。

十一〜十二世紀以降、フランスやイギリスでは理髪外科医が外科治療のほとんどを担うことになる。しかし、正式な医学教育を受けていないことを理由に彼らは医師たちよりも社会的に低い地位に甘んじなければならず、医師たちが長い衣を羽織って闊歩するのに対して彼らは衣裳で着飾ることなくタイツに短い上着を羽織っただけの姿で日ごと汗を流した。中世の職業集団の習いとして彼らもフランスでは十四世紀末、イギリスでは十五世紀末にそれぞれ理髪外科医の同業者組合（ギルド）を結成する。

このとき、イギリスでは理髪外科医が開業の目印として赤く彩色した柱に白い布を巻いて店先に立てたとされ、それがバーバーポールのはじまりではないかといわれている。理髪外科医の主要な仕事であった瀉血は腕の血管を傷つけて行われるのが一般的であったが、思わず腕を引っ込められてはやりにくいから、患者は差し出した腕の先で床に立てた棒（あるいは柱）を握るように命じられた。棒は血で赤く染まり、そこに包帯をあしらった意匠が開業の目印として使われたのがそもそものはじまりだというのである。血染めを目立たなくするために柱は赤く塗装され、そこに包帯を干したところ、風になびいて巻きついたさまが独特な意匠を思いつかせたという詳しい注釈が添えられることもあるが、中世の記録がそこまで微に入って遺されているようには思えないので後世の脚色なのだろう。

やや過剰な注釈はともかくとして、まえの説に従えばバーバーポールはわれわれの知る三色のものではなく、赤と白の二色が原型であったことになる。しばらくまえに『スウィーニー・トッド　フリート街の悪魔の理髪師』（二〇〇八年、ワーナーブラザーズ製作、ティム・バートン監督）という映画を観た。十八世紀末のロンドンを舞台にした物語なのだが、復讐のために殺人鬼と化した主人公が愛人に間借りして営む理髪店の店先に立ったバーバーポールはたしかに赤と白であった。また、わが国における理髪の風俗史を調べてみたら注目すべき一枚の西洋画が見つかった。明治時代の画家、五姓田《ごせいだ》芳柳《ほうりゅう》の筆になる「理髪所内の景」と題されたその絵には理髪店の入り口の脇にやはり赤と白の二色のバーバーポールが描かれていた。

バーバーポール本来の姿は血液と包帯を象徴する赤と白の二色によるらせんで、われわれの知る三色のものではなかった。白が包帯というのは一致しているものの、実は冒頭で紹介した赤が動脈で青が静脈を象徴しているというのは辻褄あわせの俗説である。理髪外科医が活躍していた時代に人々はまだ動脈と静脈の違いに気づいていなかった。一六二八年にイギリス人医師ウィリアム・ハーヴェイは『動物における心臓および血液運動に関する解剖学的研究』と題した著書のなかで、「血液は心臓から各器官に送られ、同じ量が元に戻る」と発表した。この発表によってはじめて血液が体内を循環しているという現代人にとっては至極あたりまえの事実が明らかになり、血液を送る動脈とそれを回収する静脈が区別されることになったのである。それは理髪外科医が登場する中世よりあとの十七世紀のことである。

では、青はいつどんな意味があって加えられたのだろうか。まえにも述べたようにイギリスでも文明開化の東京でも十九世紀には二色のものが使用されているのだから、そんなにふるいことではないような気がする。すると、いくつかの説のうち、イギリスにおいて目印に青と白を使用していた理髪師のギルドと赤と白を使っていた外科医のギルドが十六世紀に合併したからだとか、フランス軍が野戦病院の目印に三色旗を巻いて立てかけたのに倣ったとかいった説は採用しにくい。

もっとも可能性が高そうだと思ったのはアメリカの国旗の配色に合わせたという説である。それもおそらくはアメリカの国勢が高まった戦後のことではないかと著者は推測した。少なくともわが国では戦前に星条旗やユニオンジャックと同じ配色の目印を立てていては世間の顰《ひん》蹙《しゅく》もので、日章旗と同じ赤白二色のほうがよほど時勢に合致している。アメリカ本土のことはともかくも、わが国に三色が登場したのは戦後に違いないと確信した。そこで、この推測を証明すべく戦前の写真集を調べてみた。すると、意外にも、「戦時色鮮やかに描く調髪の妙技　整然たるスタイルは當館の誇り」と書かれた看板を背負って理髪店の店先に立つバーバーポールは赤白青の三色だった。

思い切ってことの次第を全国理容生活衛生同業組合連合会の史料館に尋ねてみた。文化広報課の答えはやはり著者の推測を否定するものであった。江戸から明治初頭にかけて市井の風俗を記録した『武江年表』の明治四年（一八七一年）の項には「此頃、常磐橋御門外箆頭《かみゆいとこ》舗に、西洋風髪擲《かみはさみ》所の招牌《かんばん》を出す。太き棹《さお》の頭に宝珠の形を彫り、右の棹へは朱・白・藍色の左巻といふ塗分けにして立る。これより諸方にこれを擬して一般の形状となれり」と記述されている。また、アメリカにあるバーバーポール製造の老舗であるコーケン社が一八九一年に発行したカタログには赤白二色と赤白青三色の二種類が掲載されている。つまり、わが国には当初から赤白青の三色のバーバーポールも伝わっていたはずだというのだ。

そもそものバーバーポールは赤白に塗り分けられたものであったが、十九世紀末から二十世紀にかけて青を加えた製品が加わった。モーターを内蔵して回転させる工夫もあって、より目立つ三色のほうが徐々に普及して現在に至った。これが著者の辿り着いたいちおうの結論である。

ところで、バーバーポール生みの親の理髪外科医はその後どうなったのだろう。長衣を着て正統を自認する医師たちの思惑に反して外科治療に対する需要は時代とともに増す。種々の変遷を経たのち外科医が大学の医学部で養成されるようになり、役割を譲った理髪外科医は十八世紀に欧米から姿を消す。

内科医と同じように専門教育を受けた外科医の存在が必要となったのは時代の趨勢というべきなのだろうが、その流れを加速したのはほかならぬ理髪外科医であった。彼らの代表としてよく引き合いに出されるのが近代外科の父といわれるフランスのアンブロワーズ・パレ（一五一〇～一五九〇年）という人物である。

家具職人の子として生まれた彼は二十歳のころ理髪外科医の徒弟として働き始める。当時のヨーロッパではフランスと神聖ローマ帝国が北イタリアの支配を巡って対立しており、奉公を

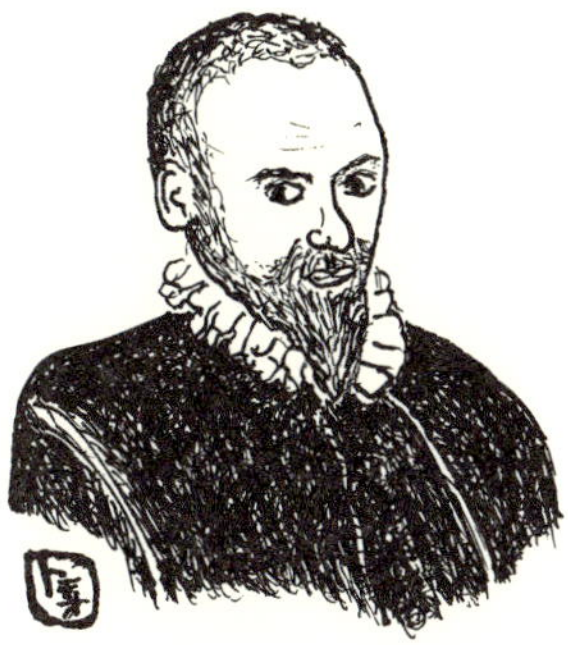

アンブロワーズ・パレ

終えたパレはフランス軍に従軍する。十四世紀に登場した鉄砲に大砲を加えた戦いは苛烈をきわめ、多くの兵士は火薬による銃創に苦しみ、パレは日々その治療に追われる。治療は火薬の毒を消すべく沸騰させたニワトコ油（スイカズラ科の落葉樹の実からとった油）を傷口に流し込むのがつねであった。結果は悲惨なもので、挫傷に熱傷を加えられた兵士はよほどの強運をもちあわせていなければ生還できなかった。

　そんなある日、いつもの油を切らしてしまったパレは苦肉の策としてバラ油とテレピン油と卵の黄身を混ぜたものを煮沸せずに使用した。機転は思わぬ功を奏し、パレの見つけた新たな治療法は兵士たちの治癒率を際立って改善させる。理論のみに固執する医師たちと違って実際の経験を重んじた彼はそののちもつぎつぎに新しい外科治療を見い出していく。血管の結紮《けっさつ》による止血法もそのひとつで、外科手技の基本として現代にも継承されている。

　当時の医師たちは衒学的趣味から日常には使用されていなかったラテン語を操ることが専門家の証であると考え、講義するのにも書物を著わすのにもその古代ローマの言語を用いた。古典の教育を受けていないパレはみずからの経験を母国のフランス語で著わして発表した。医学書を生きた言語で著わしたことは医学知識の習得を容易にし、理髪外科医のみならず医師全般の技量の向上に寄与した。実力をフランス国王にも認められたパレはアンリ二世から四代にわたって侍医として仕え、人生を全うする。墓石には彼が好んで使用した「われ包帯を巻き、神癒し給う」ということばが刻まれている。

理髪外科医という正規の教育を受けず権威から遠い存在であったことはパレに自由な発想をもたらした。それによって医学は発展を促された。だが、同時にそれは正式な外科医の必要性を世に問い、皮肉にも理髪外科医を衰退させることになった。その名残としてバーバーポールはこんにちも店先に立つのである。

らせん階段

良しにつけ悪しきにつけ子が親に似るのは後天的な要因もあろうが、基本的には両親から遺伝子を受け継ぐからである。この遺伝子の実体は糖、核酸、塩基と称される三つの化学物質の結合したDNA（デオキシリボ核酸）がいくつも鎖状に連なったものである。DNA鎖《さ》は対となる二本が捩《ねじ》れた格好、すなわち二重らせん構造をとりながら折り畳まれ、染色体として細胞の核のなかに納められている。

遺伝子の実体が二重らせん構造をとるDNA鎖であることが明らかになったのは一九五三年である。DNAが染色体のなかにある事実はそれ以前から知られていたが、どのような格好をとって遺伝情報を秘めているかは容易に解明されなかった。これに解答を与えたのはふたりの生物学者、アメリカのジェームス・ワトソンとイギリスのフランシス・クリックで、彼らには

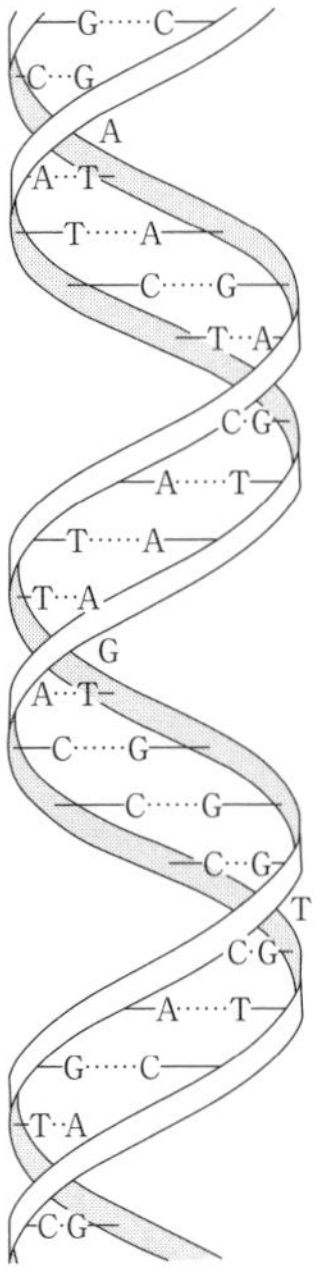

DNAの二重らせん

一九六二年にノーベル医学生理学賞が贈られた。二重らせんの発見はその後の科学発展に多大な貢献をすることになり、生物学上二十世紀最大の成果といわれているが、この独特な構造の着想は歴史上でこれがはじめてというわけではない。彼らの発見にさきだつこと約四百五十年に二重らせん構造を着想した人物がいるのである。

フランスのパリ郊外ロワール河畔にはシャンボール宮殿と名づけられた城館が建っている。十六世紀初頭のフランス国王フランソワ一世が築かせたこの宮殿の中央塔の内部には堅牢な造りの階段が備えられている。その出入り口は一八〇度反対側にひとつずつあり、それぞれ独立した階段が交叉するようにらせん状に伸びている。つまり二重らせん階段である。

この階段は「モナリザ」や「最後の晩餐」の作者として有名なレオナルド・ダ・ビンチの発想によるものといわれている。シャンボール宮殿が着工されたのは一五一九年で、このときすでにダ・ビンチは没しているので建築に直接関わってはいないが、彼はフランソワ一世の招きで一五一六年から死亡するまでパリに滞在しており、みずからの着想を設計段階で披露したのではないかと考えられている。パリを訪れる前に彼の描いた手稿に二重らせんの素描を見つけ

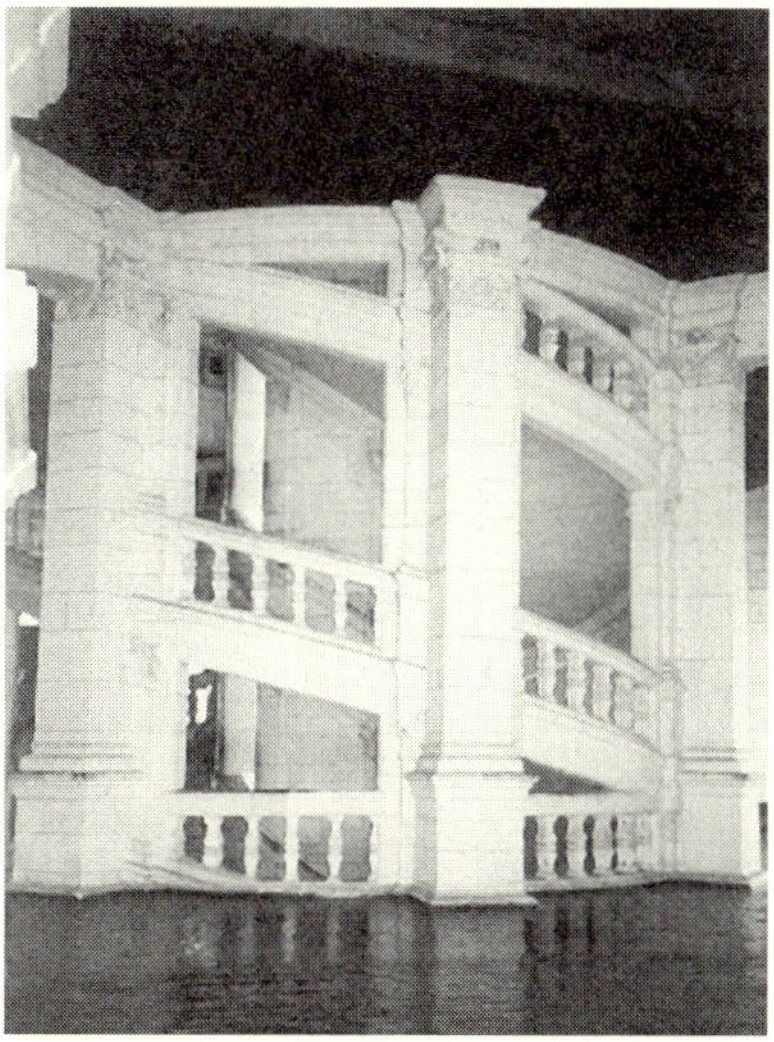

シャンボール城の二重らせん階段

ることができるのである。著作権の関係で掲載できないのは残念だが、それはまさにDNAのらせんそのものの描写である。およそ二十万年といわれる現生人類（ホモサピエンス）の歴史からすれば四百五十年はごく些細な期間である。分子生物学の発達がほんの少し早ければ、DNA鎖の構造を明らかにした名誉はダ・ビンチが手にしたかもしれない。

　では、二重らせん構造はダ・ビンチの独創かというと、そうともいいきれない。イスラム教のモスク（礼拝堂）のミナレット（光塔）にはふるくから伝統的に二重らせん階段が用いられている。もともとは『旧約聖書』にあるバベルの塔をヒントにしたといわれるが、九世紀のイスラム王国アッバース朝のころからミナレット内にはらせん階段がつくられるようになり、十五世紀のオスマン朝のころには入り口が一二〇度ごとに配された三重らせん階段もあったといわれる。十五〜十六世紀のオスマン朝の支配領域はダ・ビンチの活躍したイタリアに隣接しており、彼がミナレットの構造について窺い知っていたとしても不思議ではない。二重らせん構造の起源はふるきイスラム世界の建築家の着想に遡るというのが正確なところかもしれない。

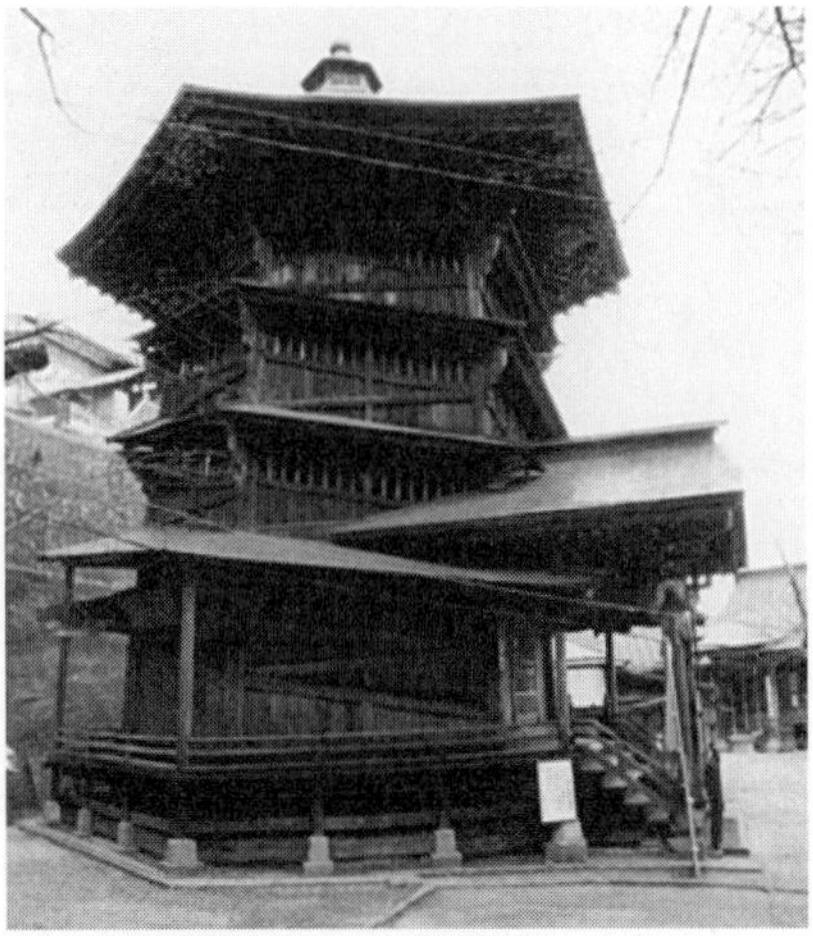

円通三匝堂（通称さざえ堂）

　ところで、少し驚きなのだが、この二重らせん構造をそなえた建造物はわが国にも存在する。その建物は外観から通称「さざえ堂」と呼ばれる仏塔で、会津若松市の飯盛山の中腹にある。明治時代に廃寺となっていまはない正宗寺《せいしゅうじ》の一部として遺ったもので、正式名は円通三匝堂《えんつうさんそうどう》というが、内部には交叉することなくらせん状に捩れた二本のスロープが中心を貫くかたちで設けられている。江戸時代は一七九六年に建立されたもので、明治の廃仏毀釈以前にはスロープに沿って観音像が配置されていた。スロープは上り下りするだけで西国三十三カ所の札所参りができるよう工夫されたもので、シャンボール城の階段と趣旨は異なるものの、その基本的構造はまったく同じである。

　さざえ堂が建立されたのはシャンボール城の完成した一六八五年から百年余ののちのことではあるが、わが国の匠の独創によるものとすれば瞠目に値する。しかし、残念ながら思惑どおりではないらしい。他書によれば、二重らせん階段の図案は江戸時代にわが国に伝わっていたのだという。秋田藩主で画家でもあった佐竹曙山《さたけしょざん》の画帖に二重らせん階段の図があり、それは一六七〇年にロンドンで出版された図案の写しだというのである。

世はまさにＩＴ（information technology、情報技術）時代で、ありとあらゆる情報が巷に溢れている。それはそれで便利ではあるが、情報のどれが必要で、どれが正しいのか選別しなければならない不都合さも伴う。イスラムの発想は、ダ・ビンチの知るところとなってパリの城館の一部となり、およそ千年かかって鎖国時代の東北地方のお堂にもなった。ＩＴが未熟であっても、伝わるべきものは伝わるのである。

秀吉の医師団

平安時代のいち時期に権勢を誇った藤原道長は飽食のせいで肥満体になって糖尿病に苦しんでいたという。一門の行く末を案じながら波瀾の生涯を終える平清盛の死因は俗にマラリアだといわれるが、実はクモ膜下出血であったかもしれない。源頼朝は武士の頭領でありながら一説には落馬による怪我がもとで死亡したのではないかといわれる。夢半ばにして上洛の途上に斃《たお》れる武田信玄は流れ弾に当たったからとも、胃癌が進行したからともいう。五年後に世を去る宿敵、上杉謙信は脳卒中を患ったのだろうといわれている。徳川家康はしばしば腹痛に襲われ自ら調合した漢方薬を服用するのをつねとしていたが、結局は胃癌で亡くなった。などなど、歴史上の人物の病気や死因はなぜか後世の人々の興味をひくもので、それらを紹介する出版物も少なくなく、あるものはベストセラーになったりもする。

それらの内容は当然のことながら過去の資料をもとに著わされるわけだが、その際しばしば参考とされるもののひとつに『医学天正記』と題された古文書がある。曲直瀬玄朔《まなせげんさく》（二代目道三）という医師が一六〇七年（慶長十二年）にまとめあげたもので、わが国〝最古のカルテ〟とも称される記録である。

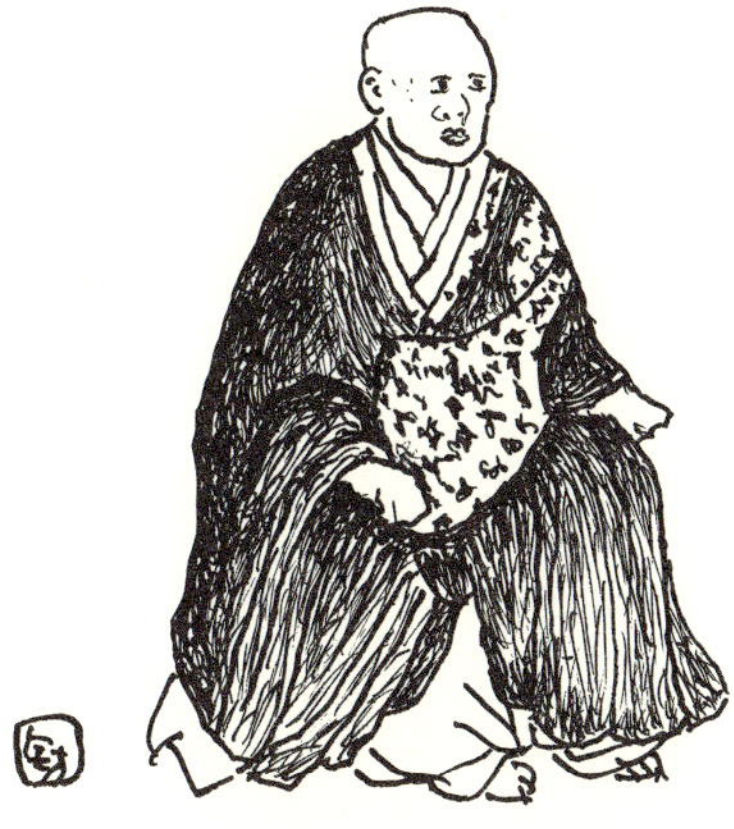
曲直瀬玄朔

曲直瀬玄朔（一五四九〜一六三一年）は室町時代に名声を博して後世に古医道中興の祖と評される曲直瀬道三《まなせどうさん》（初代、一五〇七〜一五九四年）の甥で、道三の娘を妻に迎え、二代目道三を継いだ人物である。彼の遺した『医学天正記』は天正から慶長にかけて診療した患者について、どのような病状であったか、それに対していかなる診断を下し、どんな治療を施したか、そして結果はどうであったかを三百例以上にわたって記述したもので、現代にいう症例報告集の体裁をとっている。曲直瀬流医術の後継者という立場から彼が診たのはほとんどが当時の支配階級であったようで、正親町《おおぎまち》天皇、後陽成天皇、毛利輝元、小早川秀秋、加藤清正、大野修理、角倉了以《すみのくらりょうい》など安土桃山時代を飾った錚々《そうそう》たる人物たちが症例として収められている。最高権力者であった豊臣秀吉についても、大坂城で感冒にかかり、洟水《はなみず》が出て、声は嗄れ、口は乾き、咽が痛むため、桔梗湯などの漢方を処方したと記録している。

秀吉といえばたいていの読者は承知のことと思うが、彼は子供に恵まれなかった。四十歳のころに授かった石松丸は早世し、五十を過ぎて淀君とのあいだにできた鶴松も一五九一年（天正十九年）に数え年三歳で夭折してしまう。失意の秀吉は姉の長男である秀次を豊臣家の養嗣子とし、年の瀬には関白職を譲る。ところが、淀君は一五九三年（文禄二年）に再び身ごもり、秀頼の誕生ということになる。

同じ年、秀次は伊豆の熱海に湯治に出かけている。玄朔はそのようすについてもかなり詳しく『医学天正記』に記録している。漢文を現代語で要約すると次のような内容になる。「文禄二年のはじめ。関白秀次公は気積上気のために伊豆の熱海へ湯治に出かけた。はじめの六〜七日は食が進み気分もよかったが、頻繁に入浴しすぎたためにかえって気が逆上して痰や咳などの喘息症状が現れ、横になることもできなくなった。そこで自分（玄朔）が召されることになった。脈はおおむねしっかりしているものの、足は膝にかけて冷え、心（臓）より上に気があり、それより下は虚であった。喘息が周囲に響きわたっていた。漢方を一服与えると呼吸は落ちつき、二服目で平癒した」。

気が積もるとか上《のぼ》るとかいうのは東洋医学特有の考え方だが、現代医学に照らせば神経症あるいは適応障害のような状態をいうのだろう。喘息はそのままの意味と理解してよいと思う。この記述をとらえて、秀次は秀頼の誕生を知って精神の安定を欠いたのだとする説がある。気管支喘息の誘因には心理的ストレスも数えられるので、医学的には合点できるが、時期的にみると秀次が熱海に着いたのは前述したように文禄二年のはじめ、秀頼の誕生はそのあとの八月であり、前後していて矛盾する。秀頼が誕生するしないにかかわらず、秀吉というあまりに偉大な権力者の存在から受ける日頃のストレスが積もったあげく湯治に出かけたというあたりが本当のところではないだろうか。いずれにしても、結局のところ秀次は政治的に追いつめられ、一五九五年にいわゆる〝秀次事件〟が起こる。

文禄四年七月三日、秀次は聚楽第に突然やってきた石田三成らの奉行に謀反の疑いありとして詰問され、同八日には秀吉から伏見に来るように命じられる。弁明の機会が与えられるのかとの思いもあっただろうが、期待は裏切られてそのまま高野山の青巌寺での沙汰待ちとなり、同十五日には切腹を命ぜられてしまう。八月二日には妻子ら三十人余が西に向けられた秀次の首をまえにして三条河原で処刑される。そのさまは『太閤さま軍記のうち』によれば「貴賤群衆の見物も……悲しみて、袖をしぼらぬものなし」であった。

この事件は、刀の試し切りで多くの罪なきものを殺《あや》めたとか、女遊びが度を超していたとか、秀次の乱行が原因であると伝えられているが、実際のところは秀吉の意を酌んだ側近の策謀だったらしい。秀次の関白という地位は秀吉から譲られたものであっても、平安時代から綿々と維持された官位であるためそれなりに威力をもち、秀吉といえども秀次を無視してすべての仕置きを意のままにすることが次第に困難になった。危機感を募らせた石田三成らが将来を案じて謀ったのではないかというのである。

さて、曲直瀬玄朔のことである。秀次事件では幾人かの側近が切腹させられるが、助命されても連座して遠流《おんる》（島流し）などの処罰を下されるものもいて、彼も水戸の佐竹義宣《さたけよしのぶ》にお預けとなる。

それがどんな理由によってなのかがはっきりしない。侍医であったためとするのが通説なのだが、『医学天正記』からも明らかなように彼は秀次だけを診ていたわけではない。実際に秀次近くに侍っていたのは秦宗巴《はたそうは》という医師であり、まえに述べた湯治にも彼が同行し、玄朔は途中で呼び出されたにすぎない。にもかかわらず、京から遠く常陸の国に追放されてしまうのはどんな理由があってのことだったのだろう。

宮本義己氏によれば、玄朔は自宅に招いて能を供覧するほど秀次と親密な関係にあり、後陽成天皇の病に際して再三の要請にもかかわらず聚楽第への往診を優先して参内せず、これが宮中で問題になって咎められたのではないかという。国史学の専門的な研究に基づいているので安易に否定すべきではないと思いながら、この説には少し違和感が残る。玄朔は一五九八年（慶長二年）ごろに赦免されて京に戻されるのだが、その後、めまいを起こしたほかならぬ後陽成天皇を診察している。「診療拒否だ」と騒ぎ立てたことがもとで彼が追放されたとすれば、そんな張本人の医師に宮中がまたぞろ往診を頼むものだろうか。宮中に対する非礼が追放の原因であったとしても、それは口実を与えたという意味であって、本質的なものではなかったような気がする。

秀次事件の三年後、秀吉は病の床に就く。秀吉近習の遺した覚え書きによれば、このときまず曲直瀬正琳《まなせしょうりん》（一五六五～一六一一年）という医師が伏見城に呼び出される。彼は玄朔から曲直瀬の姓を与えられ、その娘を娶った人物で、玄朔からいえば高弟かつ義理の息子ということになる。師匠は弟子より決まって技量が上とかぎらないが、常識的にはやはり玄朔のほうが医師として優っていたはずである。この点を考えると玄朔の追放は秀吉の後事を考えない失策のようにも思える。しかし、事情は違って、秀吉の周囲には玄朔のほかにも経験豊かな医師が複数いた。

正琳はとりあえず秀吉の診察を終えると、さっそく病状を半井驢庵《なからいろあん》と竹田定加《たけだじょうか》、さらに施薬院全宗《やくいんぜんそう》に知らせるのである。当時、豊臣政権では奉行衆のひとり前田玄以を責任者として幾人かの番医が交替（輪番）で政権内部の医療を担当する番医制が整えられており、玄朔も追放されるまで番医のひとりであった。つまり、秀吉を診る医師は玄朔以外に幾人もいたのである。

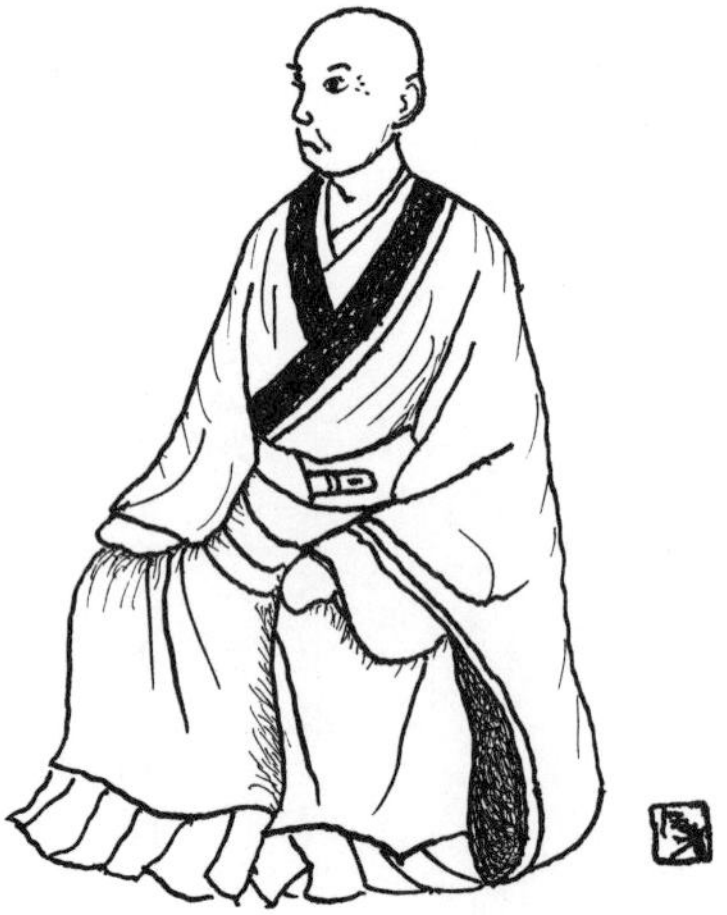

施薬院全宗

そして、この番医の筆頭は施薬院全宗（一五二六〜一五九九年）であった。

もともと比叡山の僧侶であった全宗は信長による焼き討ちを契機に還俗し、四十歳を過ぎてから玄朔の岳父である初代曲直瀬道三の開いた啓迪院《けいてきいん》に医学を学んだ。どのような経緯かはわからないが秀吉の信用を得たのちは医師としてばかりでなく政治顧問としてもそば近くに仕えることになり、一五八七年のバテレン追放令の発布や伊達政宗らを服属させた一五九〇年の奥州平定にも深く関わり、秀次事件に際しては前田玄以とともに伊達政宗に対して秀次との密議の有無について詰問する役目を果たしたとされる。

医師でない前田玄以に替わって実質的に番医を采配する立場にあった全宗の経歴はかならずしも医師団の長という地位にふさわしいものではなかった。僧侶のころから心得としてあるていどの医学知識はあったかもしれないが、前述のごとく本格的にそれを学んだのは中年以降のことであった。これに対して玄朔は全宗の兄弟子に当たり、曲直瀬流医術の後継者であった。

番医のなかでもそれなりの位置を占めていたはずである。それは全宗にとって好ましいことではなかったのではないだろうか。

三年ほどの追放期間を経て京に戻された玄朔は嫡子に十六カ条の掟書《おきてがき》を与えており、そこには「自分が復帰できたのは全宗の威光によるものであるから、秀吉公に仕えるにあたっては全宗の指図に従うように」という意味の記述がみられる。この書状は息子の玄鑑《げんかん》宛の体裁をとっていても、改めて読んでみると外に漏れることをあらかじめ想定していたともとれる言い回しが多く、こころから全宗に感謝しているというよりは処世のために認《したた》められたのではないかと疑わせる雰囲気が感じられる。

表向きの理由がいかなるものであったかはともかくとして、玄朔が追放となる経緯には全宗の彼に対する疎ましさが少なからず影響を及ぼしたのではないかというのが著者の想像である。秀吉を後ろ盾とした彼には玄朔の立場を左右するだけの力があったはずである。

番医には曲直瀬流よりも由緒のある流派に属する者もいた。玄朔は『医学天正記』の随所に「彼らにできなかった診断を自分は言い当てることができた」と誇らしげに述べている。高慢ともとれる一面をもった玄朔と他の番医とのあいだにはそれなりの軋轢があったかもしれない。玄朔を追放に処しても番医からことさら批判を受けないと判断した全宗は秀次事件を好機と捉え、名実ともに医師団の長になるべく図ったのではないだろうか。彼の歴史的な名誉を傷つける意図は毫《ごう》もないが、これが一番無理のない筋書きに思えてしまう。それは、そんなふうに考えると理解しやすいできごとが現代の医学界でも頻繁に起こっているからである。

全宗は秀吉逝去の翌年一五九九年（慶長四年）に七十四歳で生涯を終える。玄朔は豊臣家の滅亡から十五年ほどの歳月を生きて一六三一年（寛永八年）江戸において齢八十三で没する。

茶とコーヒー

ご趣味は何ですかと取材されたことがある。これといった趣味もなく過ごしてきたことは自覚していたものの、「何もないですね」というのも無愛想な気がして「読書でしょうか」と応えたが、新卒者の履歴書のようでそっけないと思って「喫茶店での読書」と言い直した。多少洒落たつもりで言ったのだが、たしかに読書する著者はたいてい喫茶店のなかにいる。書斎に閉じこもる孤独さもなければ、静粛を強制される図書館の堅苦しさとも無縁な喫茶店は著者にとって欠かすことのできない憩いの場である。

たいていの喫茶店では客の好みに応じたいろいろな飲み物が用意されていて、食品衛生法にも「喫茶店営業とは酒類以外の飲み物または茶菓を飲食させる」とあるが、やはりそれらの中心はコーヒーと紅茶である。全国に二十九万軒ある喫茶店のなかにフルーツパフェのないところはあっても、コーヒーや紅茶を用意していないところを探すのはむつかしいだろう。

喫茶店のルーツともいうべきコーヒー店がわが国に登場したのは一八八七年（明治二十年）前後、欧米との不平等条約を解消しようとして鹿鳴館を造り、ことあるごとに高官一家を招いて園遊会が催されていたころのことで、東京は日本橋の「洗愁亭」や下谷の「可否茶館」がそのはしりだといわれている。当然のことながらヨーロッパではもっと早く、イギリスでは一六五〇年にオックスフォードに、フランスでは一六七一年にパリにそれぞれ最初のコーヒーハウスあるいはカフェが開店している。洋風の飲み物の印象があるからこのあたりがコーヒーを提供する店の発祥かと早合点したら、さらに先があった。いまから四百五十年ほどまえの一五五四年、バルカン半島を中心に栄えたオスマン朝トルコの首都コンスタンティノープル（現在のイスタンブール）に開業したコーヒーハウスが最もふるいという。

しばらくまえに流行った歌に「コーヒー・ルンバ」というのがあった。西田佐知子が独特な節回しで聴かせるその歌詞は「昔、アラブの偉いお坊さんが恋を忘れた哀れな男にしびれるような香りいっぱいの琥珀色した飲み物を教えてあげました。やがて……」で始まる。さしたる深い意味はないと思って耳にしていたのだが、たんなる思いつきでできた歌詞ではなかった。東アフリカ原産のコーヒーが飲み物として普及するきっかけをつくったのはスイフィーと呼ばれるイスラム教の修行者たちで、彼らアラビアのお坊さんたちが夜の礼拝にあたって眠気を払うために飲んだのがそもそものはじめらしい。十五世紀になると一般のアラビア人向けにコーヒー店ができ、さしたるときを経ずに琥珀色した飲み物はイギリスやフランスなどヨーロッパにも広まり、欧化政策の流れに沿って明治のわが国にも伝わったのである。

ヨーロッパで最初のコーヒーハウスを登場させながらイギリスではオランダとのコーヒー貿易の競争に敗れたのち茶葉の栽培に適した植民地を獲得したこともあって十八世紀半ばからは茶、正確には紅茶が飲み物の主流になった。ちなみに茶は製造過程の違いによって醗酵させた葉を用いる紅茶と熱処理によって醗酵を抑える緑茶に分けられるが、使用する茶葉は同じである。紅茶がわが国に普及するのはコーヒーと同じく明治以降のことである。

いうまでもないが、コーヒーや紅茶の登場するまえからわが国には緑茶という飲み物があった。抹茶を別にすれば、いまでは大概の緑茶はコーヒーや紅茶のように代金を払ってまで注文される価値を失ってしまったが、唐からもたらされたころは相当の貴重品であった。伝来時期はかならずしもはっきりしていないが、九世紀はじめの平安時代ではないかといわれている。

コーヒー、紅茶、緑茶それぞれは民族の嗜好に加えて国家の政策に影響されながら人々の集う場の媒体として普及してきた。それらの詳細な歴史を語るのは著者の能力をはるかに超えた作業なので他書に譲るとして、ひとつ興味深いのは三者のいずれも発祥の地から伝来した当初は薬として宣伝された経歴をもつことである。

鎌倉時代に臨済宗を開いた栄西は茶の普及に尽力した人物としてもよく知られているが、十三世紀はじめに著わされた彼の書『喫茶養生記《きっさようじょうき》』に「茶は養生の仙薬である」と記されている。鎌倉幕府の記録『吾妻鏡《あずまかがみ》』にはときの将軍であった源実朝の二日酔いに際して彼が茶を勧めたとある。ヨーロッパでも事情は似ていて、十七世紀に活躍したオランダの医師ニコラス・ディルクスはその著書『医学論』のなかで「茶を用いればすべての病気を免れ、長生きできる」と述べている。イギリスではとあるコーヒーハウスがコーヒーのほかにも中国から輸入した茶の販売に力を入れ、頭痛、不眠、食欲減退、肺炎、下痢、風邪に効く万能薬であると広告して評判をとったという。

コーヒーも似た経歴をもつ。心臓から駆出された血液は動脈によって全身を廻ったのち静脈を経て心臓に戻るという血液循環の仕組みを明らかにしたことで有名な十七世紀のイギリス人医師ウィリアム・ハーヴェイは、コーヒーにはこの血液循環を促進する効用があると主張して医師仲間にその飲用を勧めた。やがてコーヒーはあらゆる病気に功を奏する特効薬の地位を与えられ、しばしコーヒーハウスを繁盛させるいち要因となる。

このように、ほんの三百年ほどまえまでコーヒーや茶は身分不相応な効用を背負わされた薬であった。それは科学知識が未熟であったから起きたのである。では、当時よりは格段に科学の発達したこんにちならそんなことは起こりえないのだろうか。

さしたる科学的根拠がないのに健康によいと銘うったいかがわしい商品は現在も巷に溢れている。それをまことしやかに後押しするマスコミもあって、ときどき物議をかもしもする。科学的思考を要求されるべき学者のなかにもみずからの信ずるところを盲目的に誇張して喧伝する者もいる。経済的な報酬あるいは顕示欲を満たそうとするのがそれらの直接的な理由で、それが許されるのはいまも人々が病からの解放や健康を求めてつい過剰な期待を抱くからである。ヒトのこころの根本はいまとむかしに大した違いのないことに気づかされるのである。

ところで、コーヒーや茶には中枢神経を興奮させる作用をもつカフェインという成分が含まれている。スイフィーたちが頼りにしたのはこの作用だと思われるが、どのていどの効果が期待できるのだろう。

コーヒーの粉末、煎茶葉、紅茶葉それぞれ百グラム中には四グラム、二・三グラム、二・九グラムのカフェインが含まれる。カフェインは一般的な風邪薬や頭痛薬にも配合されるが、その量は一錠あるいは一包当たり〇・〇五〜〇・〇六グラムであるから、コーヒーや茶の原料にはかなりの量が含まれていることになる。しかし、コーヒーの粉や茶葉を百グラムも飲み込むわけではなく、幾ばくかを濾紙、急須、ティーポットなどで抽出して飲用するのが通常だから、そのときに摂取する量が問題で、資料を調べてみると約十グラムに三百ミリリットル前後の湯を注いだ場合、コーヒー、煎茶、紅茶百ミリリットル中にはおのおの〇・〇六、〇・〇二、〇・

〇二グラムのカフェインが抽出されるとあった。市販されている一回分のパックはふつうコーヒーなら十グラム、煎茶と紅茶なら二グラムが袋詰めになっているので、それらを使用したときのカフェインの量は〇・〇六、〇・〇〇四、〇・〇〇四グラムていどとなる。つまり、コーヒーはカップ一杯も飲めば風邪薬と同じていどの効果が期待できそうである。五百年まえに生きたスイフィーたちの知識は間違いではなかった。これに対して、煎茶や紅茶はよほど濃く入れないかぎり期待薄のようである。

この原稿は通勤途上の街角にある喫茶店の片隅で書き終えた。今度ご趣味は何ですかと尋ねられる機会があったら、「喫茶店での作文」と応えようと思う。

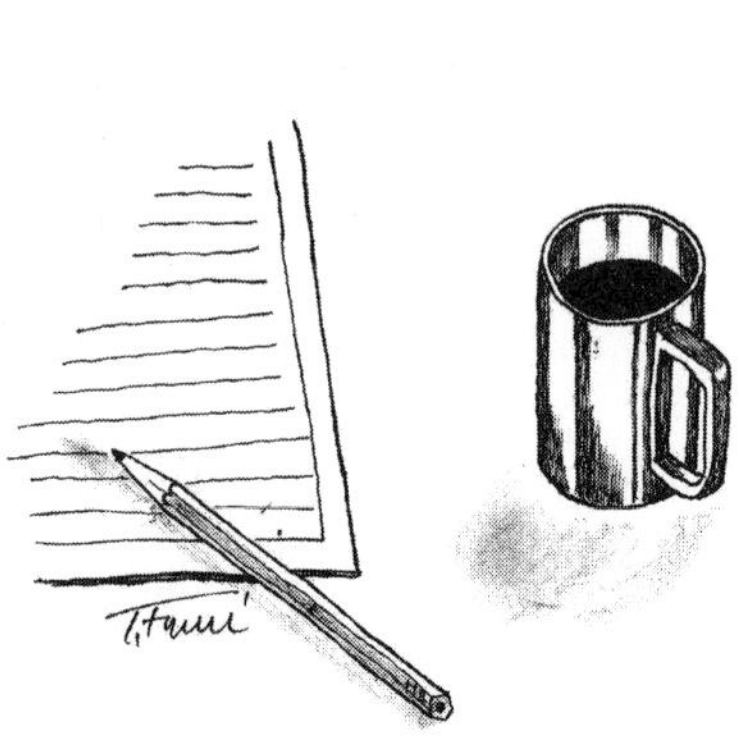

III

解体新書の謎

江戸紫の思い出

頭痛は脳外科の外来を訪れる人の訴えとして最も多いもののひとつなのだが、ひとくちに頭痛といっても原因はさまざまで、それぞれの治療法も異なる。そんなことをわかりやすく解説しようと思い、しばらくまえに頭痛に関する一般向けの本を書いた。たいていの解説書がそうであるように、まずテーマの歴史から筆を起こすべきだと考え、頭痛にまつわるいにしえの記録をあれこれ探していたときのことである。

ある洋書に古代エジプトにおける頭痛治療のようすを描いたという一枚の絵が載っていた。それは呪文を唱える医師のまえにひとりの男がひざまずき、その頭には薬草を喰わえた鰐がくくりつけられているという図柄で、脚注には大英博物館に保存される古代エジプトの文書であるパピルスに記載された内容に沿って現代の画家が古風を真似て描いたとあった。いまから三

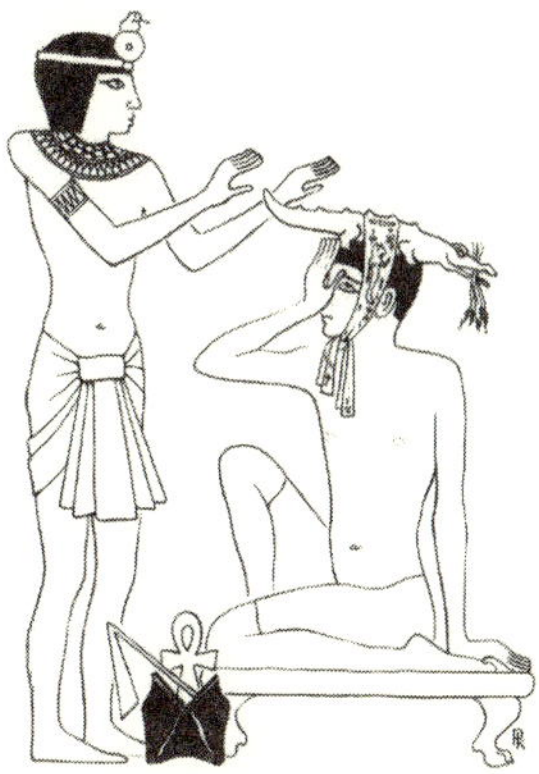

古代エジプトの頭痛治療

千年以上まえの治療法はさすがに風変わりなと思ったが、同時に鰐の力を借りる点を別にすれば荒唐無稽とばかりはいえない気もした。頭痛症のひとつに頭蓋の内外の血管が異常に拡張するために起こる片頭痛という種類があり、もし描かれた古代エジプト人がこれに苦しんでいたとすれば、鉢巻は頭皮の血管の拍動を抑えることになってまったく無益というわけではない。

そんな感想をもちながら線描を眺めていて『助六』の鉢巻に思いが至った。幼いときのことなので実際の観劇であったのか、テレビ中継を観ていたのか定かでないが、紫の鉢巻をした歌舞伎役者を指して祖父が「病気のしるしだ」と教えてくれたことがあった。それは歌舞伎十八番のひとつ『助六《すけろく》由縁《ゆかりの》江《え》戸《ど》桜《ざくら》』の主役の助六ではないかと推測するのだが、病人のしるしがなぜ鉢巻で、それも紫色なのかがずっと疑問として残っていた。

助六も片頭痛ということなら、古今東西に同じような知恵があったという結論になってすっきりするのだが、彼は吉原一と評判の遊女、揚巻《あげまき》に間夫《まぶ》（情夫）といわせ、敵役の意休《いきゅう》に気っぷよく悪態を重ねる伊達男という設定で、とても病人とは思えない。だいいち『助六』は曽我

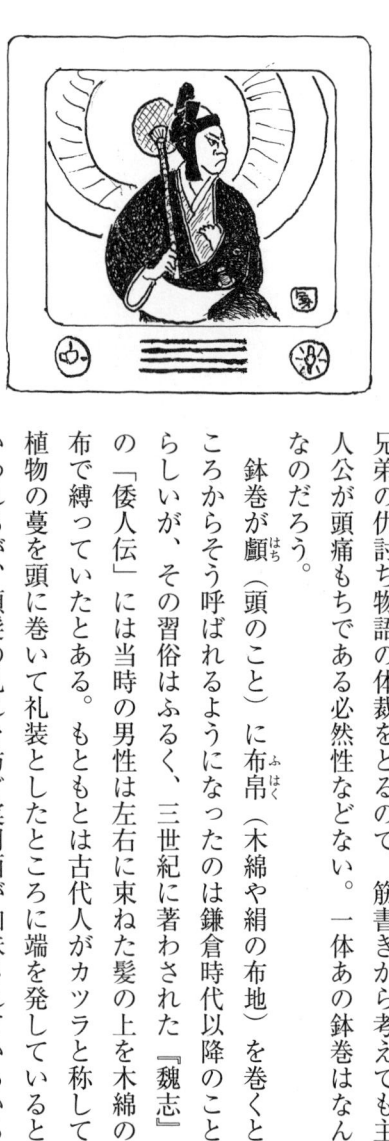

兄弟の仇討ち物語の体裁をとるので、筋書きから考えても主人公が頭痛もちである必然性などない。一体あの鉢巻はなんなのだろう。

鉢巻が顱《はち》（頭のこと）に布帛《ふはく》（木綿や絹の布地）を巻くところからそう呼ばれるようになったのは鎌倉時代以降のことらしいが、その習俗はふるく、三世紀に著わされた『魏志』の「倭人伝」には当時の男性は左右に束ねた髪の上を木綿の布で縛っていたとある。もともとは古代人がカツラと称して植物の蔓を頭に巻いて礼装としたところに端を発しているといわれるが、頭髪の乱れを防ぐ実用面が加味されていろいろな型の鉢巻がこんにちに伝わった。細く折り畳んだ手拭いを前額部で結ぶ〝向《むこう》鉢巻〟、後頭部で結ぶ〝後ろ鉢巻〟、折り畳まずに撚《よ》りをかけて前額部で挟む〝捩《ねじ》り鉢巻〟などよく知られるところである。

そんななかに〝病《やまい》鉢巻〟というのが確かに存在する。『歌舞伎事典』にその項目があって、「病人または病的状態にある人物が用いる鉢巻。紫縮緬《ちりめん》で左側に結び作る。箱結びと結び下げの別がある」と記されている。『菅原伝授手習鑑《すがわらでんじゅてならいかがみ》』の「寺子屋」に登場する松王丸や『蘆屋《あしや》

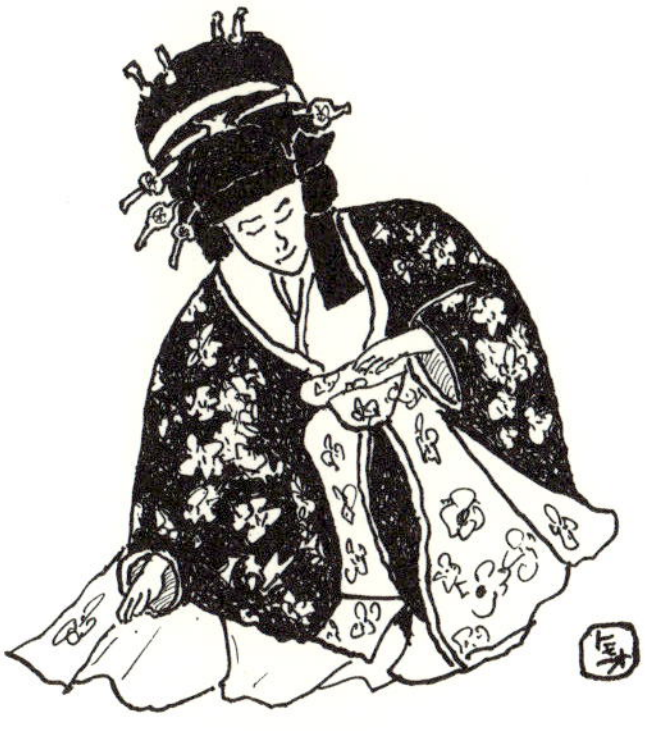

夕霧

道満大内鑑《どうまんおおうちかがみ》』の安倍保名《あべのやすな》、あるいは『廓文章《くるわぶんしょう》』のヒロイン、夕霧の着けているのがそれであるという。ちなみに、夕霧の病は恋患いである。

そこで、助六の鉢巻もその同類かと思うと、これが違って、病鉢巻の結び目は左側にもってくるのが決まりなのだが、助六のそれは逆の右側にあって〝伊達《だて》鉢巻〟とか〝喧嘩鉢巻〟と呼ぶものだという。一説には結び目が右側なのは病と反対の状態を表わす意図があってのことだというのである。『歌舞伎事典』のほかに諸々の書物を調べてもおおかたの表現は似かよっていて、伊達鉢巻は病鉢巻をヒントにして工夫されたというニュアンスをもって解説されている。そのためなんとなく伊達鉢巻のほうがあとだと思われがちなのだが、実際はどうなのだろう。

『助六』は『花館愛護桜《はなやかたあいござくら》』という題目（現在われわれの知る題目とは異なる）で二代目市川團十郎によってはじめて演じられた。その姿は吉原に繰り込む当時の伊達男や通人のなりを真似たもので、衣装、髪型、小道具などはそれとして名の通った日本橋の金子屋文来や蔵前の大口屋暁雨と相談して決まったとされる。

この『助六』が初演されたのは一七一三年である。一方、病鉢巻を眼にする歌舞伎狂言が初演されたのは『蘆屋道満大内鑑』が一七四五年、『菅原伝授手習鑑』が一七四六年、『廓文章』が一八〇八年とそれより後年である。後三者はもともと人形浄瑠璃の演題が歌舞伎に取り入れられたものなので、当初の人形浄瑠璃の初演に遡ってみたが、それでもそれぞれ一七三四年、一七四六年、一七九三年のことで、やはり『助六』初演よりもあとであった。

実は助六の鉢巻は病鉢巻の変形ではなく、若衆歌舞伎の流れをくんだものだとの説がある。歌舞伎は出雲大社の巫女であったお国の念仏踊りに端を発して以来さまざまな変遷を経てきたが、風紀を乱すとして一六二九年に女歌舞伎が禁止されると、これに替わって少年役者による若衆歌舞伎が登場する。ところが、これも男色を助長するとして幕府による取り締まりの対象となり、一六五二年には若衆も成人男子と同じように前髪を剃り落として月代《さかやき》にせよと下達される。月代を強制された若衆は許される範囲で華やかさを演出するために頭に手拭いをのせた。若衆歌舞伎も結局は次第にこんにちの野郎歌舞伎に移行していくことになるのであるが、この置き手拭いが助六の装いに影響を及ぼしたのではないかという推測である。歌舞伎に先立って登場する能狂言でもいろいろな流儀の鉢巻を眼にすることができるので、源流を若衆歌舞伎に収束するのは少々乱暴な気もするが、それなりに説得力はある。

以上からすると、病鉢巻をもとに伊達鉢巻が着想されたのではなく、むしろその逆が真相に思える。助六も「その鉢巻は？」と問われると自身の台詞で「ゆかりのすぢの紫の、初元結をまきそめし（元服の折に髪を結ぶ組紐にあやかって）……」と応え、「病鉢巻にゆかりの……」などという台詞は口にしていないのである。

結び目の違いについても伊達鉢巻が先と考えるほうが自然な気がする。日本人の大半は右利きであって、著者も試してみたが鉢巻はどちらかというと右側のほうが結びやすい。そうした自然のなりゆきで伊達鉢巻では右側となり、病鉢巻では異常な状態の表象として左側にもってこられたのではないだろうか。ただ、鉢巻の色に関してはかならずしも伊達鉢巻が先ではないのかもしれない。

現在われわれの知っている助六の伊達鉢巻は紫色なのだが、一七一三年の『助六』初演時には麹《こうじ》色の木綿が使用されていた。江戸紫の縮緬が使われるようになったのは一七四九年の二回目の上演（このときの題目は『男文字曽我物語』）からということがわかっている。そこで、もし病鉢巻が『蘆屋道満大内鑑』などで初演時から紫色と決められていたとすれば、それは早ければ一七三四年のことであるから、『助六』が真似た可能性を否定できない。

話が混沌としてきたが、だいたい次のような結論に到達する。助六は病鉢巻が歌舞伎の決まりごとになるまえから鉢巻をしていた。尋常でない状態を表わす意味合いから病鉢巻の結び目は伊達鉢巻の反対側になった。色合いが紫になったのは病鉢巻の影響を受けてのことかもしれない。もっと専門的に調べれば異なった結論に達するかもしれないが、著者は歌舞伎の研究者でも民俗学者でもないのでこれ以上の詮索は止しとした。

ともかくも、助六の鉢巻は病鉢巻ではなかった。すると祖父の知識は誤りであったことになる。いまとなっては確かめようもないが、ひょっとしてふたりで観ていたのは『助六』ではなかったのだろうか。テレビを観ていたときのことだとすれば、当時の白黒の映像から紫色とわかったのも奇妙で、著者が後年そう思い込んだだけなのかもしれない。

残る疑問は鉢巻がなぜ紫色なのかである。そのヒントはまえに述べた助六の台詞にあった。平安時代の元服の儀式では短く切った髪を束ねる紐は紫色と決まっており、武士の着けた烏帽《えぼ》子《し》を固定する紐も同色のものが用いられるようになった。さらに遡れば、飛鳥時代に紫色は大《おお》臣《おみ》あるいは六〇三年に聖徳太子の制定した官位十二階の最高位の者が着ける冠の色であった。もともとは随や朝鮮の習俗なのだろうが、わが国でも古来から紫色は高貴の色として扱われてきた。そんな流れから、伊達鉢巻にしろ病鉢巻にしろ舞台映えする色として採用されたのだろうと思う。

紫色は紫根《しこん》、すなわちムラサキ科の多年草ムラサキの根を砕いて漉《こ》した液によって染める。ちなみに江戸紫というのは江戸近郊の武蔵野の地がムラサキの栽培地で、これが江戸の町でさかんに染色に用いられたところから、青みがかった紫色をやや赤みがかった京紫（京都の紫）

に対してそう呼ぶようになったのである。この紫根には解熱作用があって漢方薬の材料としても知られているため、病鉢巻の色に採用されたという伝聞もあるが、根拠とする資料はなく、できすぎでこじつけの印象を拭えない。

祖父は私にいろいろなことを教えてくれた。その祖父が亡くなってからいつのまにか四十年が経った。

外来語とカタカナ

一年ほどのアメリカ滞在を終えて日本の空港から自宅に帰る途中のことである。タクシーの窓から見える街並の景色が異様に猥雑に感じられた記憶がある。それほど長期間ではないにせよ眼に慣れていた洋風の街並とどこかが違う。空港からの道は繁華街でも住宅街でもなく、両側をドライバー目当てのレストランや喫茶店、自動車販売店、賃貸マンション、地場会社の事務所などが駐車場を混じえて乱立するもので、美観と無縁なところが理由かと思った。しかし、アメリカでも路肩の剝がれたアスファルトに面して似たような光景を見ることがあるから、もう少し別の理由があるはずだといろいろ考え、ひたすら目立つよう随所に掲げられた看板に記された文字の相違に思いが至った。

英語で用いられる文字がアルファベットのみであるのに対して、日本語は、漢字、平仮名、片仮名、という体裁の異なる三種類の文字によって表わされる。これにアルファベットまで交ぜて表現されることもあるから、それらの並んださまはどうしても統一感に乏しくなる。墨書などの醸し出す独特の趣きを否定するわけではないが、現代感覚からすると複数の種類の文字を同時に用いるのはデザイン向きではなく、猥雑な印象に繋がったのではないかと自分なりに合点した。

日本語の悪口みたような話になったが、三種類の文字をもっていることをあらためて考えると、日本語の大きな長所というべきなのである。たとえば、片仮名の存在である。

わが国の近代科学は欧米から学ぶことによって発展してきた。片仮名がなかったとしたら欧米の用語の効率的な置換がむつかしく、新しい知識の吸収あるいは普及が円滑にいかなかったであろう。中国のように欧米の用語をいちいち漢字に置き換えるとすれば、幾とおりもの造語が可能なため、どれに決定したかを素早くかつ広く周知させる作業が必要になる。その点は平仮名に置き換えれば解消できるが、今度はときに送り仮名との区別が不明瞭になって読解の効率が下がる。片仮名の存在は大きい。ある医学書の索引に「あ」の項目を見ると、アイスクリーム頭痛、亜硝酸ナトリウム、アスピリン、アセチルコリン、アセトアルデヒド、アセトン血性嘔吐症、アドレナリン、アミン類、アルコール……と続く。医学の進歩にも片仮名は多大な貢献をしてきた。

独自の文字をもたなかったわれわれの祖先は奈良時代に漢字を表音文字として使用し始めた。この真仮名《まがな》は漢字の原型をそのまま借用したものだから表記に手間がかかって能率的でなかった。そこで平安時代は九世紀のはじめ、漢字をくずす草化と漢字の扁《へん》や旁《つくり》をもって全体に代える省文というふたつの工夫によっていわゆる略体文字を考え出した。前者が平仮名、後者が片仮名である。平仮名は周知のように『源氏物語』、『枕草子』、『土佐日記』などの著述に用いられるのだが、片仮名はもっぱら漢籍や仏典のわきに付して訓読の補助的な役割を負わされていた。それがいままでは外来語を表す文字として広く用いられている。発音記号ほど正確ではないが、ほぼ忠実に外来語の響きを表現でき、漢字や平仮名に交じって文中にあっても一見して外来語とわかる。最近は外来語表記以外の目的にも多用されるようになったが、漢字や平仮名と区別して特別な意味をもたせようとする意図があってのことで、外来語を置換したのと根本は同じである。

こんにちでは当たり前の決まりとなった外来語の片仮名表記はいつのころから始まったのであろうか。ポルトガル人による鉄砲伝来が一五四三年、宣教師フランシスコ・ザビエルの鹿児島来航が一五四九年、スペイン船の平戸来航が一五八四年であるから、十六世紀以降のことなのだろうが、いったい誰がその方法を思いついたのだろう。

国語学者の松村明氏によればそれは新井白石《あらいはくせき》（一六五七〜一七二五年）によってはじめて系

統的に行われたとされる。周知のように新井白石は六代将軍、徳川家宣に侍講としてとりたてられ、七代将軍、徳川家継の治世には「正徳の治」を行った経世家である。

白石は経世家であるとともに朱子学を修めた江戸時代の代表的な碩学で、「心を東洋に技を西洋に」というわが国の近代化を支える思想「和魂洋才」を唱え、一世紀以上のちの明治維新にも大きな影響を及ぼした人物でもある。彼の遺した多くの著述のなかに『西洋紀聞《せいようきぶん》』と題した上中下三巻からなる書がある。西洋諸国の歴史、地理、風俗、キリスト教などの考察を内容としたもので、そこに登場する外国の地名や人名は徹底して片仮名で表記されている。エウロパ、アメリカ、アジア、イエスキリスト、ローマ教会、デウス、ポルトガル人、カステイラなど、その語数は村松氏によればおよそ四百六十に上るという。

一七〇八年（宝永五年）の十一月、鎖国の禁を犯して鹿児島県の屋久島にヨワン・バッティスタ・シローテ（またはジュアン・バティスタ・シドッチ）という四十一歳のローマ人宣教師が上陸する。村人の通報で彼はまず長崎奉行所に送られる。キリスト教禁制が国是とはいえ島原の乱が鎮圧されて七十年も経過しており、その処置に困惑した幕府は上陸からほぼ一年を経た冬、彼を江戸に移送させ、新井白石に詳細な取り調べを命ずる。白石は小石川の切支丹《キリシタン》屋敷で四度にわたって審問を行う。ここで得た情報をもとに西洋の諸事情をまとめたのが『西洋紀聞』である。一七一五年（正徳五年）から加筆を重ね、白石六十八歳の一七二四年（享保九年）

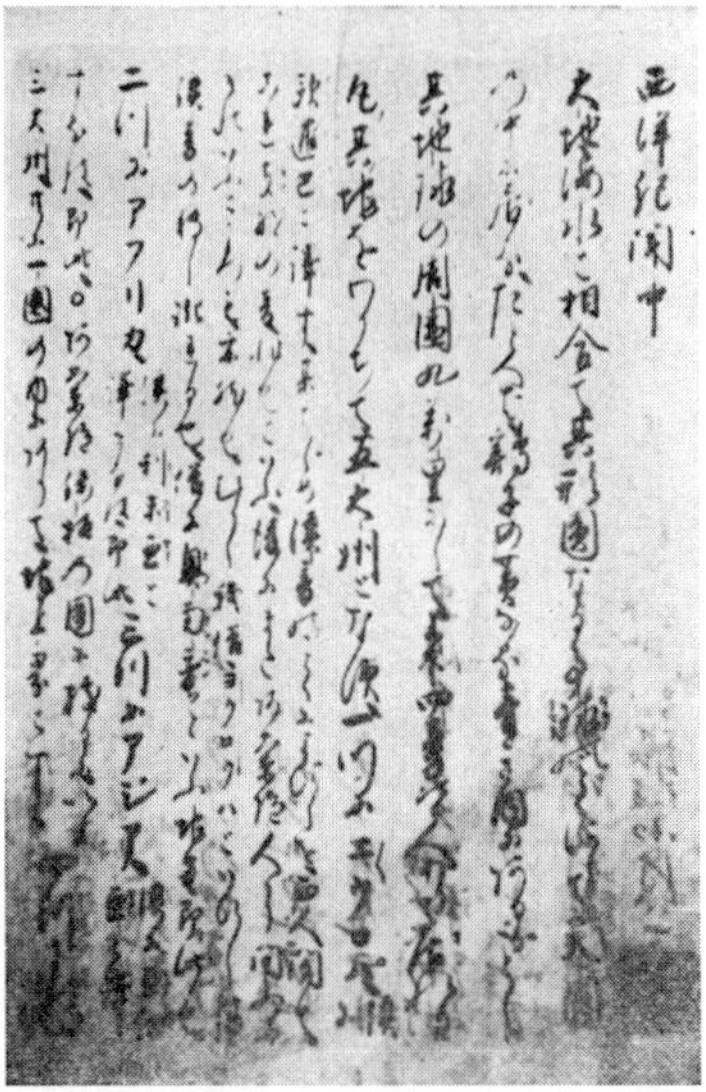

『西洋紀聞』
（国立公文書館蔵）

ごろに完稿したとされる。

白石が『西洋紀聞』を著述する以前にもオランダ通詞が外来語を片仮名で表記することがあったというが、徹底したものではなく、通常は平仮名で表わされていた。長崎でシドッチの取り調べにあたった通詞の記録、たとえば『邏媽《ローマ》人欵《じんかん》状《じょう》』では外来語はすべて平仮名で記述されている。別の調書『長崎《ながさき》注進《ちゅうしん》邏馬《ローマ》人《じん》事《じ》』では平仮名と片仮名の両方が使われている。白石は日本語と朝鮮語の比較をするなど言語学にも造詣の深い人物であったから、それらの資料を吟味するうち、自国に相応するもののない西洋の事物は原語のまま片仮名によって表現するのが便利と考えたのであろう。

シドッチの密入国は当然のことながら宗教的な使命を果たそうとしてのことであったが、期せずして外来語に片仮名を充てるという日本語の新しい表記法をもたらす契機になった。もしシドッチとの出会いがなければ、白石による外来語の片仮名表記の工夫は遅れ、あるいはその機会は訪れなかったかもしれない。白石も自身の書簡のなかに「邏媽人に度々出会候事、凡そ一生の奇会たるべく候」と叙懐しているが、それは日本語にとっても邂逅《かいこう》というべきであった。ただ、「白石がシドッチ審問の機会を得たために片仮名表記が誕生した」と要約してしまうと少し物足りない気がする。前述したように『西洋紀聞』の初稿がまとめられたのは一七一五年で、シドッチ審問の六年後のことである。その理由を語る必要がある。

儒教的思想の信奉者として白石はキリスト教には批判的であったが、シドッチの天文地理に関する知識の豊かさには感銘を受ける。年老いた母を故郷に残し、三度の難破にもめげず、命を賭してひとり異境を訪れた使命感にも深い同情を寄せる。そうした白石の好意を反映した具申によってシドッチは死罪をまぬがれ、キリシタン屋敷での囚禁と決まる。それも年間に金二十五両余と銀三匁を支給され、ふたりの召使いをつけられる待遇で、密入国した宣教師に対する処置としては異例なものであった。

ところが、処置の決定から四年を経過した一七一四年（正徳四年）の初頭に予期せぬ事件が起こる。キリシタン屋敷で彼の身の回りを世話していた長助とはるという夫婦ものの獄卒がシドッチから洗礼を受けたと自首して出たのである。長助とはるは別々の獄舎に繋がれ、シドッチもその罪を問われることになる。そして、長助は入獄のまま年の暮れに五十五歳で死亡（はるの没年については記録がない）、およそ半月後にはシドッチも異国の牢獄で四十七歳の生涯を閉じる。

この事件によって白石が政治的に問責を受けたわけではないが、寛大な処置による禁制破りという結末に彼はみずからの責任を感じたに違いない。単なる報告書というのではなく、より詳細な記録をまとめておくべきと考え、『西洋紀聞』の著述を思い立ったのではないかといわれている。すると、長助とはるの自首は『西洋紀聞』著述の発端になったことになる。外来語の片仮名表記が誕生した裏には信仰に殉じた一組の夫婦の存在があったのである。

『西洋紀聞』によれば長助とはるはともに獄囚の子供として生まれ、役人の配慮によって夫婦とされ、命じられるままにもっぱらキリシタンの世話係をしていた。そのためキリシタン屋敷から外に出ることも許されなかった。ふたりには子供がいなかったが、それは単なる偶然なのか、それともなかば強制されたものであったのか。狭く限られた世界でひたすら互いに支え合って生きたふたりに老いが迫ってきたとき、光のない生活からの逃避が受洗であり、その自首であったのかもしれない。獄舎に入れられてから二度と会うこともなかったであろうふたりはときを隔ててそれぞれキリシタン屋敷の一角に設けられた伴天連《ばてれん》墓の並びに埋葬されたという。いまその墓はない。外来語の片仮名表記が工夫された十八世紀はじめは美しくも哀しい時代であった。

解体新書の謎

わが国の現代医学は戦前にはドイツ医学、戦後にはアメリカ医学の影響を受けながら発達してきた。それ以前は鎖国時代であったから西洋の新しい情報は長崎の出島を窓口にしてもっぱらオランダからもたらされた。いわゆる蘭学で、その普及によって医学の主流は漢方医学から現代に通じる西洋医学に移行することになったのだが、そこには対照的な人生を歩んだふたりの医学者が深くかかわっている。

第十代将軍、徳川家治の時代、本邦最初の本格的な翻訳作業の成果として一冊の書物が刊行される。これが有名な『解体新書』で、そこに紹介された新しい知識は多くの医師を蘭学にひきつけ、わが国の医学が西洋医学を吸収して発展するきっかけになった（ちなみに、最近多くの出版社が発行している教養書『○○新書』の命名はこの翻訳書の題名に由来している）。鎖国

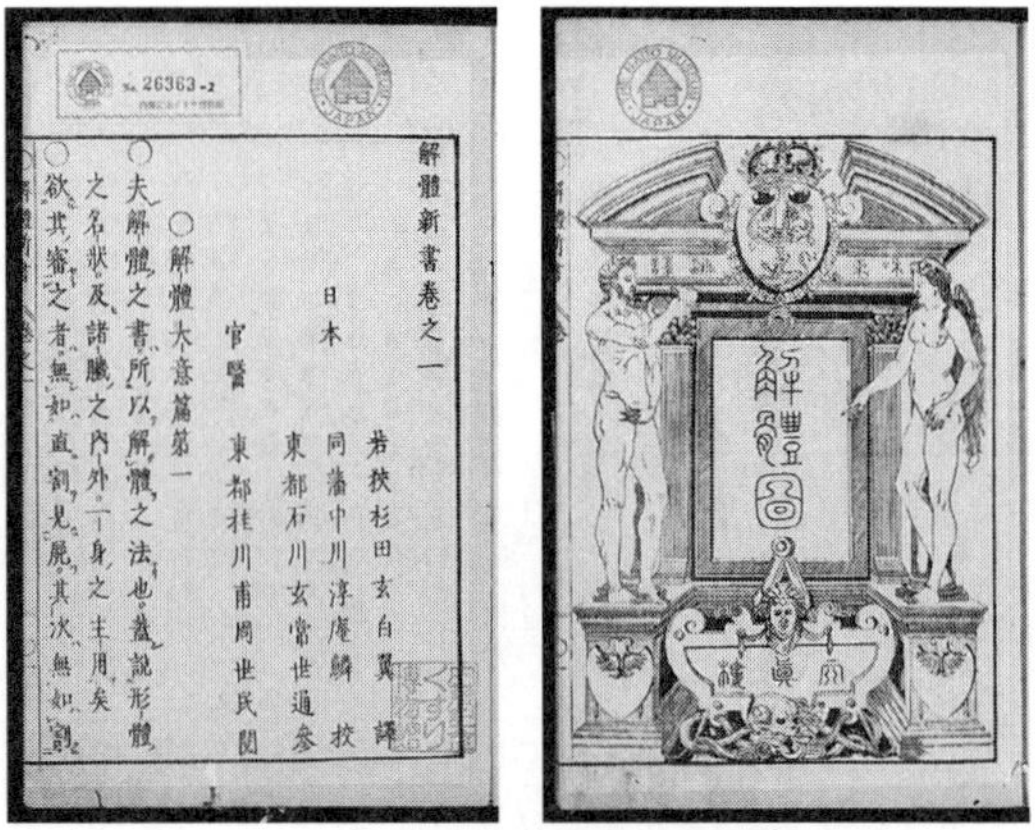

『解体新書』
（内藤記念くすり博物館蔵）

が国是であって西洋の知識を披瀝するのがはばかられ、満足な辞書もない時代、その翻訳がいかに大変な作業であったか、そのもようは、翻訳の発案者である杉田玄白が晩年に著わした回顧録『蘭学事始』が詳しく伝えてくれる。

一七七一年（明和八年）三月三日、小浜藩の医師、杉田玄白は江戸町奉行から、千住骨ヶ原で刑屍の腑分け（解剖）が行われるので望むのであれば立ち会いを許可するという連絡を受ける。玄白は同藩の医師、中川淳庵、さらにはかねて親交のあった中津藩の医師、前野良沢らにこの旨を知らせ、翌日の腑分け前に浅草の茶店で落ち合う約束をする。当日の朝、茶店で集合した面々があいさつを交わしていると、やおら良沢が「先頃、長崎で購入した和蘭（オランダ）の解剖書です」といって一冊の蔵書を披露する。

それは玄白がいつの日にか役立つであろうと無理をして入手し、その日に携帯してきたものと同じであった。ふたりは期せずして一致した互いの思いに深く共感する。いよいよ腑分けの刑場に到着し、実際に切り開かれた内臓の様子を照らし合わせれば、その蘭書に描かれた図は実に正確であった。玄白はみずから医を業としながら人体の構造について陳套《ちんとう》な知識しかもちあわせていなかったことにいまさらながら嘆息する。

玄白、淳庵、良沢の三人連れだっての帰路、玄白は携えた蘭書を示して「これをなんとか翻訳できないであろうか。かならずや治療に役立つと思うのだが」と問いかける。これに対して良沢は「自分もかねがね蘭書を解読してみたいと思っていた」と応じ、意気投合した三人は善は急げとばかりに、その翌日から良沢の自宅に集まって翻訳にとりかかる。

このとき、三人のなかでオランダ語についてあるていどの知識のあったのは長崎遊学の経験をもつ良沢だけであった。年も他のふたりより長じていたので、彼を盟主と仰ぎ、手探りの作業が続いた。「眉といふものは目の上に生じた毛なり」というとるに足らない一文を理解するのにすら終日を費やすありさまであった。噂を聞いて途中で参加する者を加え、彼らは月に六〜七回のペースで会読作業を続け、あしかけ四年目の一七七四年（安永三年）八月に蘭書『ターヘル・アナトミア』の訳書『解体新書』全四巻を完成させる。

ところが不思議なことに、『解体新書』には訳者として前野良沢の名は載せられなかった。四巻いずれの冒頭にも「杉田玄白　訳、中川淳庵　校、石川玄常　参、桂川甫周　閲」と記されるのみで、良沢の名を見つけることはできない。翻訳に中心的貢献をし、盟主とも仰がれた人物の名がなぜ省かれているのだろう。その理由について『蘭学事始』に言及した箇所はないし、良沢自身もなんら書き遺しておらず、いわば〝解体新書の謎〟である。

著者にも経験があるが、共同作業の成果として論文を発表する場合、どこまで貢献した人を著作者として挙げるべきかの判断はなかなかむつかしい。論文が優れていればそこに名を連ねる者には科学上の priority（優先権）という名誉が与えられることになる。しかし、それらの者の数が多くなれば、各々の得る名誉の価値は希薄になってしまう。ヒトには業として功名心がつきまとうものである。良沢が中心的な役割を果たしたゆえに玄白はあえてその名を削ったのであろうか。この推測はあまり品がよくないし、玄白も『蘭学事始』のなかで「蘭学を拓くことができたのは天助として良沢とめぐり会ったからである」と述べており、的外れというべきで、実は良沢が訳者に名を連ねなかったのは彼の学問的潔癖さからであろうといわれている。「もたもたしていては翻訳のできあがったころに自分は生きていないかもしれない」と口癖のようにいうために「草葉の陰」と綽名《あだな》されながらも、新しい知識を多少の誤りには拘泥せず、いちはやく世に出したいと考える玄白に対して、学問的に厳格であった良沢は疑問の残る翻訳には責任がもてないとして断ったのではないかというのである。良沢はみずから蘭化と号したが、それは蘭語の研究に没頭する態度を見た藩主が「和蘭人の化け物」と評したからとされる。

ときには病と偽って訪問客を拒んでまでも蘭語の研究を続け、彼は『解体新書』以降も『和蘭《わらん》訳筌《やくせん》』や『和蘭築城書』など多くの著訳を行っている。医学者というより超俗した言語学者として生きた趣きすらある。訳書としてはかならずしも完成度の高くない『解体新書』に責任者のひとりとして名前を載せるのをこころよしとしなかったという推測はうなずける。

『解体新書』を題材とした小説には、ふるくは菊池寛の『蘭学事始』、最近のものとしては吉村昭の『冬の鷹』がある。いずれの作品にも玄白が翻訳作業のしめくくりとして良沢に序文を依頼する場面が出てくる。この申し出に対して良沢は「自分は長崎遊学のおりに立ち寄った太宰府の天満宮に蘭語の習得を祈願した。道なかばにして世間に名前を出すようなことがあっては天神の意にかなわないのでお断りする」という。この発言はふたりの作者の想像ではない。良沢の亡くなった翌年（一八〇四年）に漢学者、野崎謙蔵によって著わされた『前野蘭化先生碑』の記述を小説に取り入れたもので、そこには「往年杉田。著解体新書。請序於君。君不肯曰。余嘗西遊。謁筑紫菅廟。黙誓曰。某也従事於和蘭術。苟所不推真理。抽活法。猥為聞達之餌者。明神殛之。今題以名姓。神其謂我何」とある。漢文なのでわかりにくいが、要旨を現代文にするとまえのような台詞になるのである。

実際に『解体新書』の序文を担当することになった吉雄幸左衛門という幕府の和蘭通詞も、玄白と良沢に懇願されたので引き受けたとそのなかに記述しているので、良沢が序文の書き手

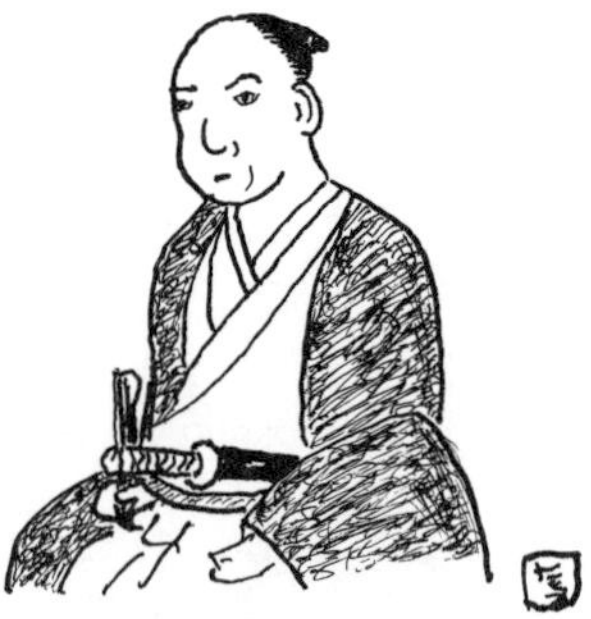

前野良沢

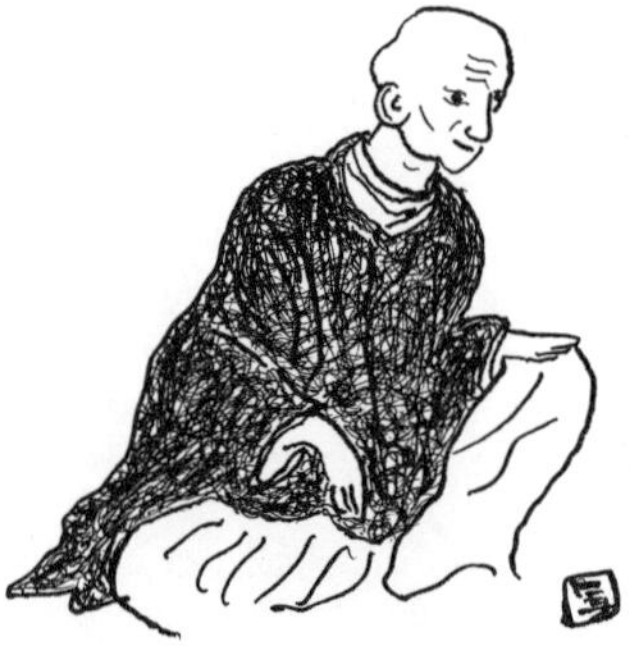

杉田玄白

あるいは訳者になるのを拒否したのは本当であろう。しかし、天満宮までひきあいに出した断り方はややドラマチックに過ぎる気がする。良沢の死亡したのは『解体新書』刊行のおよそ三十年後で、そのころ既にこの訳書の評判は広く世間に知れわたっていた。良沢を顕彰しようとする文章に「完全なものではないので訳者としての責任はとれないといって断った」などとは記述できず、向こう受けする理由を碑文としたのではないかと思う。

　良沢は『解体新書』翻訳のなかば、一七七二年（明和九年）二月に長女を喪う。このうえない悲しみは四十九歳の彼に名誉のむなしさを悟らせ、学問に対する厳格さを一層堅固なものにしたかもしれない。六十八歳で彼は長男と妻にも先立たれる。そして晩年はひとり残った次女の嫁ぎ先を寓居として八十一年間の生涯を閉じる。一方、玄白は『解体新書』を契機にして多くの門人を得ることになり、蘭方医学の権威として一八〇五年（文化二年）には第十一代将軍、徳川家斉に謁見する名誉も手にする。多くの幸運に恵まれた一生であったと叙懐し、晩年には九幸老人と称し、孫子や門人に囲まれて八十五歳で人生を全うする。

ふたりの対照的な人生は単に運命であったのか、あるいは学問に対する考え方の相違によって導かれたものなのだろうか。これが本当の〝解体新書の謎〟というべきなのかもしれない。

脳ブーム

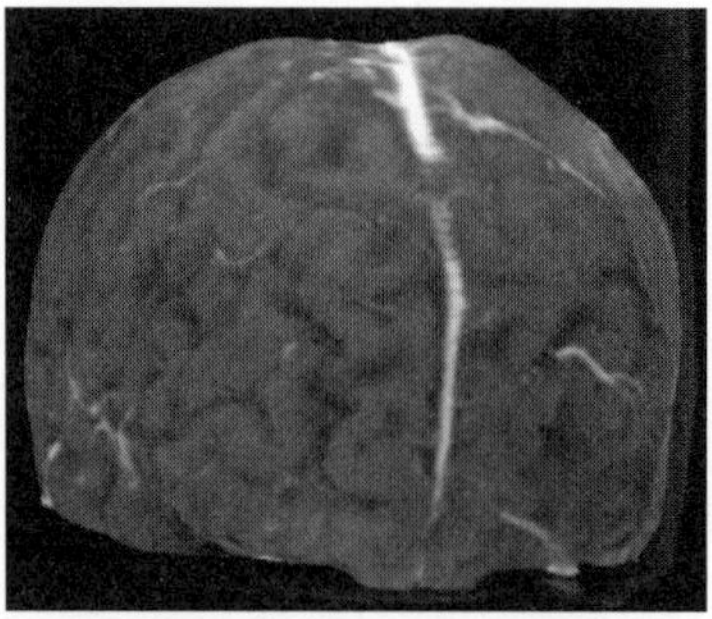

CTによる大脳の3D画像

最近、〝脳〟をキーワードにした読み物がブームになっている。出版社も営利企業なのでベストセラーにあやかっただけの現象かもしれないが、案外それなりの理由があってのことだという気もする。近年CT（コンピューター断層撮影）やMRI（磁気共鳴撮影）さらにはPET（陽電子放出シンチグラフィー）など新しい医療機器の開発によって脳が容易に画像化できるようになり、リアルな姿が一般の人の眼に触れる機会が増えた。functional MRI（機能的磁気共鳴撮影）などそれらの機器の応用によって研究の幅も広がって以前にも増して脳の構造と機能の関係が捉えやすくなり、それらの成果がマスコミを通じて紹介され、ひとびとの脳に対する興味をかきたてているのかもしれない。

十七世紀のフランスの哲学者パスカルは人間をして「考える葦」と評し、デカルトは「われ思う、ゆえにわれあり」と述べたが、この「考える」あるいは「思う」という働きをする実体が脳であると認識されるようになったのはおよそ二千年余りまえのことである。原始人の世界でも争いが起これば手をふりかざして頭めがけて殴りかかったであろうから、頭が重要であることは無意識にわかっていたと思うが、あくまで科学的な立場から頭部にある脳が意識の源と考えられるようになったのは人類の歴史からみれば比較的最近のことなのである。

紀元前四世紀に活躍したギリシャの哲学者アリストテレスは思考の中心は心臓で、脳は単に心臓を冷やす役目を負うだけと考えていた。古代エジプト人がミイラを作る際に心臓は魂の源として保存しても、脳は鼻孔から鉗子をもって掻き出してしまうのと同レベルの知識であった。これが紀元前三～四世紀を過ぎるあたりになると脳の存在が重要性を増してくる。アレクサンドロス大王がペルシャを破って東方に勢力を広めたころに文化や科学の中心として栄えた都、アレクサンドリアで活躍し解剖学の祖といわれるヘロフィロスや、同じく生理学の祖とされるエラシストラトスは神経系の中心は脳であると考えた。同じころに編纂されたといわれる『ヒポクラテス全集』の「神聖病（てんかんのこと）」という項目のなかに「……われわれの快楽も喜びも笑いも戯れも、また苦しみも悲しみも不安も泣くことも、脳以外のどこからも生じてこないということを知らなければならない」という記述を見つけることができる。

しかし、まだ脳がどのようなメカニズムによって活動するかという肝心なところは解明できず、エラシストラトスも「脳は呼吸によって取り込まれた空気の変化したプネウマ（霊気）によって活動する」と説いた。この点は紀元二世紀のローマを活躍の場とし、ヒポクラテスと並び西洋の古典医学の双璧とされるガレヌスも同じで、脳を精神の座と認めながらも、活動の源は霊気であると考えた。半分は科学、半分は宗教といった趣きの理論はその後十五世紀ごろまで生き続ける。

中世（紀元二〇〇年ごろから一五〇〇年ごろまで）のヨーロッパ社会では魔女狩りに象徴されるように科学は宗教の重みに圧倒され、魂の根源を探ろうとする研究は教会の思惑によって停滞を余儀なくされるのだが、十五世紀に入ると文芸および学問に復興（ルネサンス）の気運が生まれ、脳についてもそれを活動させるのは神経のなかを流れる特殊な液体あるいは気体ではないかと考えられるようになった。しかし依然として曖昧な霊気の存在に固執したり、魂は他の動物にはなくヒトにのみ存在するといった考えも生き残っていた。これが十八世紀後半から十九世紀になると大きく変化する。

十八世紀後半に神経は電気的な刺激によって作用することが明らかにされた。また、それまで漠然と全体として精神活動を司っていると考えられていた脳は各部分によって異なる機能をもっているとする説が唱えられ始める。こんにちの脳科学の基本となる脳局在論の登場である。そのさきがけとなったのはオーストリアの医師フランツ・ガル（一七五八～一八二八年）による骨相学である。脳はいろいろな精神の働きをする部分が組み合わさったもので、ある能力が優れているとすれば、大脳のその働きを分担する部分は発達して大きく、能力が劣っているとすればその部分は小さいと彼は考えた。そして、大脳に現われる凹凸はその外側の頭蓋骨に影響を及ぼすはずだから、頭の形を観察すれば人の精神活動の特徴が推測できると主張したのである。

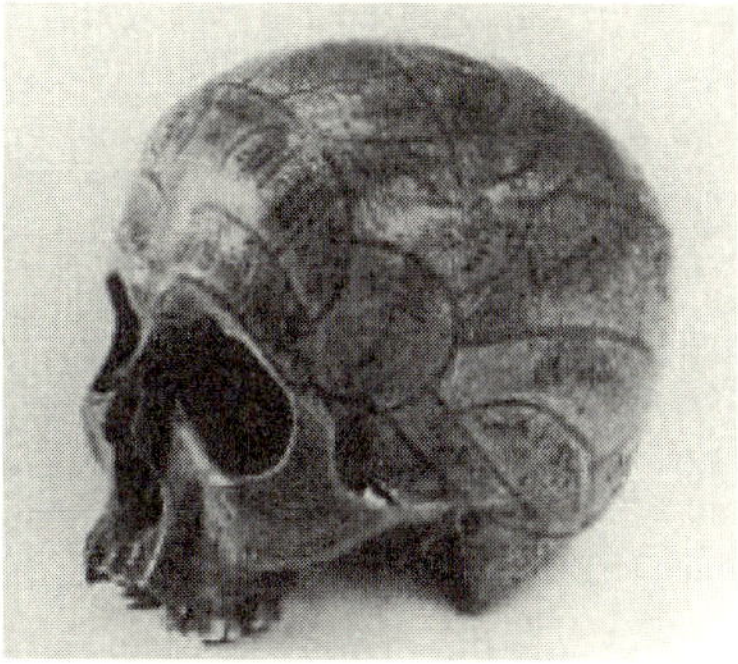

頭蓋骨に描かれたガルの骨相

実際には大脳の構造にそれほどの個人差はないし、特別な原因がなければ大脳の発達に伴って頭蓋骨が変形することもないので、彼の説は明らかに間違っているが、大脳は全体として精神の機能を司っているというのではなく、それぞれの部分で異なった機能を担っていると考えた点は生理学を中心にその後の脳科学に多大な影響を与える独創的なものであった。

骨相学はその響きから手相見や血液型判断に似た雰囲気を漂わせるが、占いと同列というわけではない。ガルは自説をcraniologie（頭蓋学）と表現していたのだが、弟子がphrenologieという呼称を使い始め、それは精神を意味する接頭語phreno-を戴いた用語であったにもかかわらず、和訳するに当たってわが国にふるくからあった骨相という言葉が当てはめられてしまった。頭蓋学という意味合いを込めたつもりではあったのだろうが、ガルにとっては少々不名誉な意訳であった。

ガルに始まった大脳局在論には反論も少なくなかったが、十九世紀半ばになってフランスの外科医ポール・ブローカーやドイツの神経科医カール・ウェルニケらによってその基本的な考え方の正しさが立証されることになる。

ブローカーは何を尋ねてもただ「タン」とだけ答える患者の脳を剖検する機会にめぐまれ、左大脳の一部（前頭葉下前頭回）に損傷の跡が見つかったところから、言語の表現はこの部分が司ると結論した。この患者の症状は、相手のいうことは理解できても、どのように受け答えてよいのか言葉を思い出せないもので、現在は運動性失語あるいは彼の名を冠してブローカー失語と呼ばれている。これとは逆に言葉を忘れたわけではないのだが、相手の言っていることが理解できない状態は感覚性失語と呼ばれる。ブローカーに引き続いてウェルニケは同じく剖検の経験から言語の理解は左大脳の側頭葉上側頭回の働きによるもので、ここが損傷されると感覚性失語（ウェルニケ失語ともいう）の起こることを明らかにした。

十九世紀は脳科学の実質的な黎明期ともいうべき時代で、上述した言語の表現と理解のほか、物を視る最終的な部位は後頭葉であるとか手足を動かすのは反対側の頭頂葉であるなども明らかにされた。

二十世紀にはそれらの知識を基に、感覚系、自律神経系、記憶や感情などの高次機能、神経内分泌系などのメカニズムが徐々に明らかになり、後半から今世紀には冒頭に述べたＣＴやＭＲＩを用いた新たな手段による研究も加わることになった。その百年余における脳に関する知識の集積は多大なもので、脳局在論の内容も豊富になった。たとえば、ある景色を視て思わず「美しい」と口走る場合の脳の働きは現在の知識によれば次のように説明できる。

景色は光刺激として視神経から視放線を経て後頭葉の視覚野で画像として捉えられる。そこから側頭連合野あるいは頭頂連合野と呼ばれる部分に画像情報が伝えられ、美しいと感じた過去の記憶などが加味され、さらに側頭葉の言語野および頭頂葉の運動野への伝達によって「美しい」と発語する。

後頭葉や側頭葉などの大脳皮質は厚さ数ミリにすぎないが、そこには脳全体で約五百億個にのぼる神経細胞のほぼ七五％が存在する。それらの神経細胞は皮質の表層から内部に向かって百個ほどが縦に連なってコラムという単位を構成し、無数のコラムが皮質全体を埋めつくすように広がる。景色を視たとき、そこにある物の形、色、位置、動きなどの情報は細分化され、各コラムによる処理を経て、後頭葉の視覚野全体で画像として統合されるということもわかってきた。

これらの説明はほんの一例ではあるが、ガルの骨相学を憶い起こせば、脳の働きも相当なところまでわかってきたとの印象をもつであろう。ただ、誰もが不思議に思うことに関しては依然として謎のままというべきで、現在の科学も納得のいく解答を見つけ出していない。それは〝意識〟のメカニズムである。

意識は医学的には「自分自身の精神活動や身体活動を自覚している状態」と定義されるが、ひらたくいえば「自分を自分と思っている状態」である。それぞれの人が視たり、聴いたり、触れたり、泣いたり、笑ったりする感覚そのものである。神経細胞がどのようにして情報を伝えるかがわかり、脳のどの部分がどの五感を司るかおおよそ解明されても、なぜ自分自身が経験していると思えるのかは容易に理解できない。宇宙に果てがあるのかないのかいくら考えても埒があかないのに似ている。

脳の働きのすべてが解き明かされて意識のメカニズムの説明が可能になったとすれば、SF小説さながらにロボットやコンピューターにも意識を芽ばえさせられるだろうから、ヒトは造化の神になるかもしれない。そんなときが果たして来るのだろうか。意識は眠れば希薄になるが、死ぬとすべて消滅するのだろうか。宗教は死後も残ると教えるが、科学はまだその答えを示していない。脳の働きのもっとも深遠な部分に関する現在の知識はガルの時代といわず、ヒポクラテスの時代のそれとも大きな違いがあるとは思えないのである。骨相学は十八世紀の一時期ヨーロッパに大流行し、頭蓋骨の盗難騒ぎも起きたという。脳を覆う神秘のベールが外されるまで脳ブームは幾度となく繰り返されるのであろう。

喜びと悲しみ

人生に喜びと悲しみはつきものである。前者だけに恵まれたいと願っても、かならず後者にも遭遇してしまうのが人の世である。信心深ければ悲しみは緩和され喜びに包まれるのかもしれないが、いうまでもなく俗人である著者はその恩恵を浴する心得なくこんにちまで来てしまった。そして、なぜ喜びの期間は短く、悲しみは長くこころに留まるのであろうかといつも疑問に思ってしまう。

喜びと悲しみの長さに違いがあると感じるのは本質的なものではなく、単に原因となるできごとの軽重に比例するだけで、慶事が大きければ喜びは長く続くはずだし、悲しみでも小さければいつのまにか忘却するのではないかという意見もあろう。これはこれで道理だとしても、大きな慶事は少なく、それにくらべて悲しみの機会はいかにも多いように思えてならない。

『裸のサル』の著者である英国の動物学者デズモンド・モリスはその著書『幸福論(Nature of Happiness)』に幸福(喜び)に関するさまざまな古今の至言を紹介している。古代ギリシャの劇作家エウリピデス(紀元前四八〇~四〇六年)は「幸福は短い。神がその帆を粉々に打ち砕くのだ」といい、英国の作家トーマス・ハーディー(一八四〇~一九二八年)は「幸福とは苦痛というドラマにときどき訪れるエピソード」と評する。人生において喜びを儚《はかな》く、悲しみを執拗と感じるのは著者のみではないようだ。

喜びはそれぞれの望みや欲求が都合よく満たされた場合の意識である。モリスによると喜びの感情はヒトが狩猟生活を始めたころから具わったもので、獲物を得たときの達成感がその源泉なのだという。喜びの持続性が弱いのは、それが長く続いたのでは狩りに出て苦労しようとする気持ちが起こらず、飢え死にする危険性が高くなるからだろうと説明する。

では、悲しみが喜びよりも執拗なのはなぜなのだろう。悲しみがさらなる向上の糧になったり、次に訪れるであろう悲しみに対する抵抗力になる場合もあるだろうが、あまりに重く長ければ凡庸の人では絶望や怒りに変容しかねない。悲しみが長く続いてよいとする説得力のある理由を探すのはむつかしい。ハーディーが評するように、人生はもともと悲しみの連続なのであって、喜びに相対する感情としてそれを捉えるべきではないのだろうか。

喜怒哀楽の感情がなぜ生まれるか納得いくように説明できるほど医学は進歩していないが、

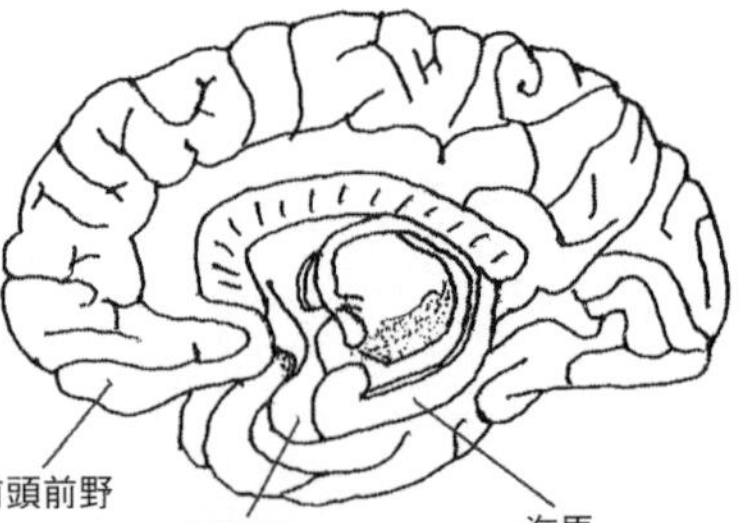

大脳辺縁系と前頭葉

あるていどの推測は可能である。ヒトの脳はおおまかに大脳、小脳、脳幹に分けられるが、感情の発生には大脳の前頭葉と辺縁系が主要な役割を果たすと考えられている。辺縁系（大脳辺縁系）というのは大脳の表層を形成する皮質（大脳皮質）の奥に位置する部分で、そこにある神経細胞の分布の相違によって扁桃核、海馬、脳弓、視床下部などに分けられる。大脳皮質が知能のていどによって規模が異なるのに対して、より起源のふるい脳組織である大脳辺縁系はすべての哺乳類で大きな違いはなく、哺乳類よりも系統発生的に下等な動物にも存在する。

外界に起きたできごとは視覚、聴覚、知覚、味覚、嗅覚のいわゆる五感としてまず脳幹（視覚および嗅覚は直接大脳）に伝わる。そして、その情報が辺縁系の扁桃核に及ぶと感情がめばえ、さらに海馬に伝わると感情を伴ったものとして記憶される。海馬における記憶は短期間（短期記憶）にかぎられ、必要に応じて大脳皮質の一部である前頭葉（とくに前頭前野とよばれる部分）に長期間の記憶（長期記憶）として保存される。短期記憶というのは文字どおり短い時間だけ記憶すれば用の足りることがら、たとえば「今日は七時から歓迎会があって楽しみだな」といった記憶で、役目を終えれば忘れてしまう。これに対して長期記憶というのは必要なときに取り出せる永続的な記憶のことである。

ひょっとして悲しみは海馬を経たのち、より高等な脳として発達した前頭前野に入力されやすい性質をもっているのだろうか。イヌやネコにも喜びや悲しみの感情はあると思うが、ヒトほどにはそれらに拘泥されないようにみえる。長期記憶を司る前頭前野がすべての大脳皮質に占める割合はヒトでは二九％、チンパンジーでは一七％、ふつうのサルでは一二％という。イヌやネコにおける割合はサルよりも低いのだろう。

ヒトは他の動物にない言語を操るようになり、それにつれて大脳皮質、とりわけ前頭葉を発達させた。この進化のゆえに悲しみの多さと執拗さを感じるようになったのだとすれば、ヒトの存在はまさに悲しみそのものというべきなのかもしれない。

紫陽花

わが国の医学の発展には多くの外国人が寄与しており、幕末に西洋医学を紹介したシーボルトもそのひとりである。帰国時に日本の測量図を無断で持ち出そうと企てたかどで国外追放となるいわゆるシーボルト事件の当事者としての印象が深いかもしれないが、わが国の医学発展に大きく貢献した人物である。

一八二三年（文政六年）の盛夏、二十八歳のシーボルトはオランダ商館付きの医師として長崎の出島にやってくる。故郷ドイツはそのころまだ国家として統一されておらず、彼はオランダ政府の軍医に職を得ていたのである。商館に常駐する者は十人ていどであったため医師としての仕事はそれほど多いものではなく、貿易の維持拡大のために日本の地理、社会制度、物産、自然などの詳細を知りたいと考えていたオランダ政府の意向に沿った資料収集が彼のおもな使命であった。しかし、彼が西洋医学に豊富な知識をもつことはときを経ずに広まり、蘭学を志す多くの医師がその下に集まった。

当時は徳川吉宗による蘭書輸入の解禁（一七二〇年）からおよそ百年、『解体新書』の刊行（一七七四年）から半世紀を経て蘭学隆盛の時期にあり、進取の気概をもった若者は「和蘭（オランダ）屋敷に名医出て来たり」という評判を聞き西洋医学の知識を得るべく長崎をめざした。最初に門をたたいた美馬順三をはじめ、岡研介、高良斎、湊長安、平井海蔵、吉雄幸載、二宮敬作などその数は百五十名を超したという。鎖国の常として異人は出島の外に出ることを禁じられていたが、シーボルトは長崎奉行の計らいによって郊外の鳴滝《なるたき》に塾を開くことを許され、週のうち何回かはそこに通って彼らに新鮮な医学を教えた。手ほどきを受けた若者たちは明治以降わが国の医学が漢方に替わって西洋医学を基本として発展していく礎となる。

シーボルトは六年間の滞在のなかで商館長に随行して半年ほど江戸参観の旅をしており、その道中あるいは江戸滞在中にも教えを乞うべく接触する多くの蘭学者に医学をはじめとして西洋の知識を教えた。シーボルト事件に関与する幕府天文方の高橋作左衛門ともこのときに知り合う。

シーボルトは医師として活動するだけでなく、蘭学に理解を示す人々の協力を得ながら日本の社会状況をつぶさに観察し、また固有の動植物を精力的に集めて分類整理した。在邦中に得られたそれらの成果は後年『日本』『日本動物誌』『日本植物誌』という大著の刊行（それぞれ一八三二年から一八七〇年にかけて出版される）として実を結び、彼は遠く東の知られざる国の事物を広くヨーロッパに紹介することになる。アメリカ合衆国の提督ペリーは一八五四年の浦賀来航にさきだってシーボルトの知識の必要性を感じ、一行に加わるよう求めたともいう。彼の評価は次第に高まり、オランダ国王から爵位を授与され、ヨーロッパ各国の学会からは名誉会員や特別会員に推挙される。

医師として治療を求める民衆を診ながら多くの門人を教育し、博物学者としても広くわが国の動植物を調査し、さらには社会制度や風習までも理解しようと努め、それらについて数多くの論文や著書をまとめたシーボルトは故国で名誉を得、異国の地に多くの崇拝者を生み、歴史にも名を刻むことになった。それは幕末という時代背景が彼に味方したせいもあったと思うが、やはり人並みはずれた彼の勤勉さの賜物というべきであろう。ただ、その陰には歴史の表舞台に登場することなく彼を支えたひとりの女性の存在があった。

彼女は一八〇七年（文化四年）に佐兵衛とその妻きよの次女として生まれ、本名を〝たき（瀧あるいは滝とも表記）〟といった。理由は定かではないが、彼女は十五歳のころに長崎は丸山の妓楼、引田屋に遊女として売られ、其扇《そのぎ》という名で酒席に侍る。そしてシーボルトと知り合う。出島への一般の婦女の出入りは禁止されていて遊女のみが例外であったので、たきは商館に出

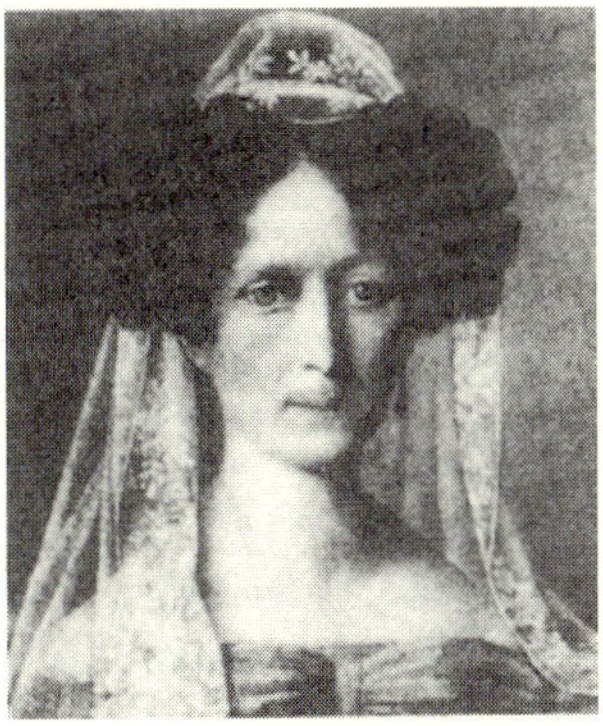

アポロニア

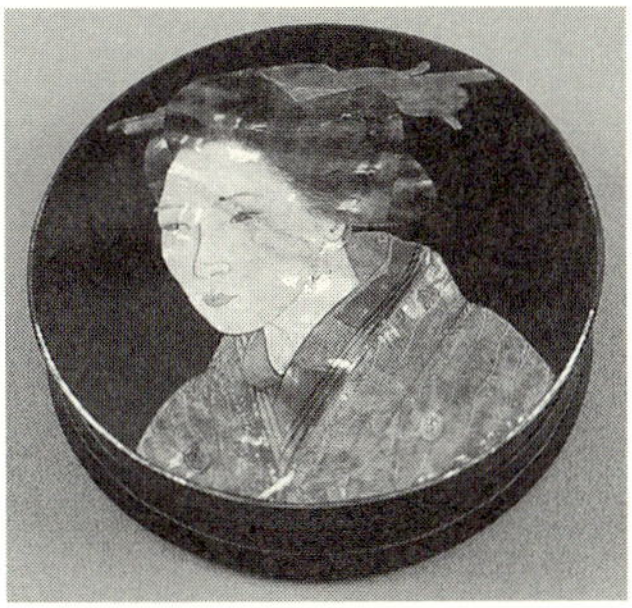

たき
（シーボルト妻子像螺鈿合子,
シーボルト記念館蔵）

入りするために名を借りただけの名付遊女《なつきゆうじょ》であったという説もある。それはたきの孫娘の後日談をよりどころにしているのだが、残された肖像画を見るとたきの姿や髪型はやはり遊女風である。後日談には肉親としての配慮が加味されているのかもしれない。

彼女は十九歳のころにシーボルトと出会ったといわれている。そのいきさつには、たきが診療を受けた際に好意をもったとか、細川侯が愛妾であったものを診療の謝礼として与えたとか、諸説が唱えられているが、誰かが身の回りの世話をする者として斡旋したところシーボルトの好みであったというあたりが的を射ているのではないかと著者は推測する。学術的な根拠があるわけではないのだが、シーボルトの母アポロニアの肖像を眺めると、鼻筋が通ってやや鋭さのあるその面影は民族の違いを超えてたきと似通っているような印象を受けるのである。

ともかくも、たきはシーボルトに落籍され自由の身として鳴滝の寮および出島で彼の伴侶として生活することになり、一八二七年（文政十年）には女児を出産する。その子はのちに女性としてわが国最初の産科医となる楠本いね（稲あるいは伊禰とも表記）である。シーボルトはわが子をいたく可愛がった。良人はいずれ異国に帰るであろうと納得しながらも、たきにとってそのころはやっと女性として人並みな幸せを手にできた時期であったのではないだろうか。しかし、それも長くは続かなかった。一八二七年七月二十日、シーボルトに帰国命令が下され、翌一八二八年の十月に出港の手筈となる。ところが、別れの近づいた九月十七日、幸か不幸か長崎は台風に見舞われ乗船予定の船が沖合で座礁し、ときを同じくしてシーボルト事件が起こる。

幕府天文方の高橋作左衛門がロシア人の著わした『クローゼンステルンの世界一周記』四冊を貰った礼に伊能忠敬や間宮林蔵による蝦夷地の測量図の写しをシーボルトに贈ったことが発覚したのである。座礁した船の積み荷を調べていて国外への持ち出しの禁じられていた図面が偶然に発見されたと解説されることが多いが、実際のところは、それ以前から幕府はシーボルトの動静を探っていて、咎める機会を狙っていたというのが真相らしい。詳細は歴史書に譲るとして、彼の活躍があまりに目立つために幕府が鎖国政策の示しをつけようとして起こした事件の色合いが濃い。

シーボルトはむろんのこと、たきも長崎奉行の尋問を受ける。作左衛門は厳しい取り調べによって獄死、シーボルトは出島に軟禁され、一八二九年（文政十二年）十月には国外追放が沙汰される。そして同じ年の十二月三十日、シーボルトはついにオランダ船ジャワ号の人となる。数え年三歳を迎えようとするいねを抱いたたきは数人の門人に伴われ、風待ちのため沖合に停泊しているジャワ号に向かって漕ぎ出した小舟から別れを惜しんだという。

別れのおよそ一年後の一八三一年（天保二年）、たきは和三郎という男性と再婚する。シーボルト宛の手紙には「……随分迷いもいたしましたが、くぎりと思って嫁ぐことにしました。いねを可愛がってくれるやさしい人なので、ご安心ください……」と綴っている。これを受け取った以後、シーボルトはたき宛に手紙を送っていない。

シーボルトは四十九歳まで独身を通し、一八四五年に十五歳年下のヘレーネ・フォン・ガーゲルンと結婚する。三男二女を授かり、学者としても功なり名を遂げるが、なお日本への愛着は強く、一八五九年（安政六年）八月、十三歳の長男アレクサンダーを伴って再び長崎の土を踏む。ときにシーボルト六十三歳、八年ほどまえに和三郎を亡くしていたたきは五十三歳、幼かったいねは三十二歳、彼らの三十年ぶりの再会はどのようなものであったのだろうか。

シーボルトはことあるごとに紀行文や日記を記《しる》している。二度目の来日に際しても、開国に踏み切るか攘夷を貫くか騒然とした世相にあって幕府の政策顧問として腐心したさまを詳細に記録しているが、たき・いね母子との再会についてはまったく触れていない。三十年の歳月が長過ぎたのか、死別したとはいえ再婚したたきあるいは故国に残した妻子への気遣いなのか、ひたすら仕事に集中したせいなのか、その理由はわからない。

三年近くの滞在を終え、シーボルトは一八六二年（文久二年）五月七日に長崎をあとにする。遅れたきとは三度《みたび》会うことなく一八六六年十月十八日、ミュンヘンで七十歳の生涯を閉じる。遅れること三年、たきも一八六九年（明治二年）五月二十三日に六十三歳で波瀾の一生を終える。

シーボルトの人生がそれを語る資料も多く歴史的な華やかさに飾られているのと対照的にたきのそれは暗く翳《かげ》ってみえる。しかし、シーボルトの偉業は彼女なくしては果たしえなかったはずである。たとえたきと巡り会わなかったとしても、彼の才能をもってすれば同じように歴史に名を刻んだはずであると人はいうかもしれない。しかし、人生は例外なくひとりに一回だけで、たきの登場しないシーボルトの人生はない。運命に逆らわず生き抜いたひとりの女性の存在もシーボルトと同等の歴史の一部なのである。

シーボルトは『日本植物誌』に収録した紫陽花《あじさい》を Hydrangea Otakusa（ヒドランゲア・オタクサ）と名づけている。オタクサとは〝おたきさん〟のことである。

Ⅳ　栄光と挫折

栄光と挫折

手術を苦痛なく行うためには麻酔が不可欠である。ことさら強調することでもないと思うかもしれないが、つい最近の十九世紀半ばまではこれが常識ではなかった。手術前にアヘンや酒を飲ませるなどの工夫はされていたものの期待したほどの効果はなく、基本的には麻酔なしで四肢の切断、膀胱結石の除去、眼球の摘出などが行われた。現代人にとってはなんとも寒気のする話である。

近代医学の先導者であったヨーロッパやアメリカも例外ではなく、手術が必要と告げられると患者は苦痛を想像して逃亡を図ったり、あるいは手術するぐらいなら死んだほうがましだと自殺する者すらあったという。十九世紀はじめのアメリカでは近代的な病院の手術室は患者の悲鳴が響きわたらないように地下または最上階に設けられ、外科医の優劣は患者の苦痛に動じ

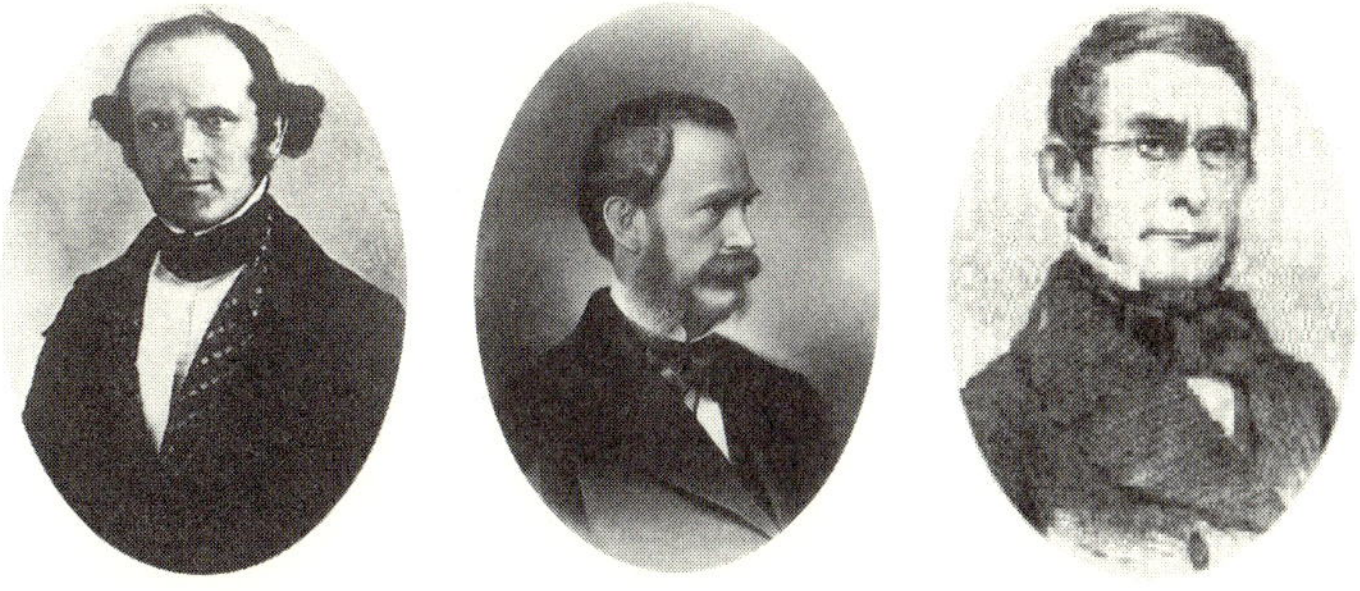

左から，ホラス・ウェルズ，ウィリアム・モートン，チャールズ・ジャクソン

ず迅速に手術を完了できるか否かにかかっていた。

十九世紀半ば、現在の全身麻酔の基本となる方法が発明されてひとびとはこのような悲惨さから解放されることになる。年月をあいまいに十九世紀半ばと表現したのには理由がある。その発明はあるひとりが天才的なひらめき、あるいは長年の努力によって辿り着いたものではなく、経緯が複雑で年月を特定しにくいからである。

麻酔発明の物語は新生アメリカ合衆国を舞台とし、そこにはホラス・ウェルズおよびウィリアム・モートンというふたりの歯科医とチャールズ・ジャクソンという化学者の三人の主役が登場する。のちの三者に対する評価は、麻酔法を思いついたウェルズ、適切な麻酔剤を考えついたジャクソン、麻酔法を実際に行ったモートン、というところに落ち着くのだが、麻酔の発明の医学的価値があまりに大きかったため、彼らのあいだには名誉と報酬をかけた熾烈な争いがあった。そして、それぞれの人生は劇的な顛末《てんまつ》を迎える。

一八四四年十二月十日の夕方、コネチカット州で歯科医院を営むウェルズは「亜酸化窒素吸入効果の大実演会」と銘うった出し物を観に妻を連れて街まで出かけた。亜酸化窒素はイギリスの化学者によって一七七二年に合成されたものの、なかなか有意義な用途が見つからず、その吸入が酩酊感をもたらすところから一八〇〇年代はじめにはもっぱら無礼講パーティーにけるワインの代用品であった。ウェルズの見物したのはパーティールームが舞台に替わっただけで、まさにこの無礼講パーティーそのものであった。

興行主が亜酸化窒素についてひととおり解説したところで、幾人かが実験台として舞台に上がるよう促された。亜酸化窒素ガスを吸入させられた彼らは意識朦朧となり、舞台をところ狭しと跳ね回り、あちこちにぶつかっても意に介するようすもなく踊り続けた。ガスの効果がきれて正気に戻ってはじめて彼らは手足に負った傷の痛みに気づくのである。そんな光景を観て多くの観客が大笑いするなか、ウェルズはひらめいた。別名を笑気というこの亜酸化窒素を使えば苦痛なく抜歯できるのではないかと。

翌日、ウェルズは実演会の興行者から入手した笑気をみずから吸入して、助手に抜歯を行わせた。数分のあいだ意識の遠のいたのち、彼は長年悩まされてきた親不知《おやしらず》がもはや歯列の奥にないことに気づいた。ウェルズは自分の思いつきのすばらしさに酔い、来るべき名誉を想像した。そして、抜歯より大きな苦痛を伴う外科手術に応用できるのではないかと考え、数年まえに見習いとして歯科の手ほどきをしたことのあるモートンがボストンにいることを思い出した。ボストンならこの発見の価値がわかって実験に協力してくれる外科医がいるはずだ。一八四五年一月、ことの次第をモートンに話すと、ふたりは化学の専門的なことに関してボストンで地質学者としても化学者としても有名であったチャールズ・ジャクソンに相談した。

モートンの斡旋によって、高名な外科医としてマサチューセッツ総合病院の外科部長の職にあったジョン・ウォレンの理解が得られ、ウェルズは笑気麻酔による抜歯を披露することになった。大勢の見学者をまえにし、いつものようにウェルズは処置台に座った患者に亜酸化窒素のガスを吸わせ、抜歯にとりかかった。思惑どおりいけば彼は栄光に包まれるはずであった。しかし、医師や医学生を引きつけたのは患者の口からもれるうめき声だけであった。のちにウェルズはいつもより使用する笑気の量が少なかったのが失敗の原因であったと語ったという。笑気麻酔は現在も吸入麻酔の基礎的方法として生きているが、これのみでは鎮痛効果が弱く、他の薬剤の吸入を追加して実施されている。

モートンはウェルズの発見の価値を聡く理解した。のちの言動からすると、それは科学的というより経済的な価値に気づいたというべきかもしれない。一八四六年九月、彼はジャクソンを訪ねて亜酸化窒素の替わりにエーテルを使用するヒントを得ると、その夜にいちはやく患者の治療に応用した。エーテル麻酔成功の評判は広まり、同じ年の十月十六日にはウェルズと同じようにウォレンの手術で試す手筈になった。

モートンは多くの見学者の見下ろすなか、階段教室の中央に横たわった患者にエーテル麻酔を施した。手術は五分間ほどの短いものであったが、下顎にできた腫瘍の切除されたのち、眠りから醒めた患者はまったく苦痛はなかったと答えた。吸入麻酔の恩恵が証明された瞬間である。のちにこの日は新生アメリカの輝ける記念としてエーテル・デイと称され、階段教室はマサチューセッツ総合病院に復元保存されている。

麻酔の成功から日ならずしてモートンはこの偉大な発明は自分の独創であると主張して合衆国政府に特許を申請した。名誉だけに飽き足らずに金銭的な報酬を獲得しようと目論んだのである。彼の独断的な言動はエーテル使用のアイデアを提供しながらもそれまで麻酔の発明にさほどの興味をもっていなかったジャクソンの顕示欲に火を点けた。しかし、いくらみずからの貢献についてモートンと話し合っても埒のあくはずもなく、麻酔の話題を聞くたびに不快な思いをする日々が続くことになる。

そのころ、失意のウェルズはしだいに歯科医としての仕事に熱意を失い、いつのまにか麻酔剤の吸入によって得られる陶酔感に浸って夜な夜な街をうろつくようになった。そんな一八四八年のある日、ニューヨークの街で幾人かの女性が硫酸を浴びせられるという通り魔事件が起き、現行犯としてひとりの男が逮捕された。やつれたその男の名はなんとホラス・ウェルズであった。故郷コネチカットに残してきた妻子を思い、留置場で彼が深い自己嫌悪に苛まれたであろうことは想像にかたくない。身の回りの品を取りに外出を許されると、すきをみて剃刀とクロロホルム（一八四七年末にイギリス人医師ジェームス・シンプソンが使用して以来、エーテルに替わる麻酔剤として普及しつつあった）の瓶を持ち帰り、皮肉にも自身の考案した吸入麻酔を施しながら、大腿動脈を切断して彼は三十三歳の生涯を終えてしまう。

モートンは富を得ようと執拗な努力を続けた。ようやく特許が認可されたものの、ほとんど効力はなく、無断で広くエーテル麻酔が行われたことに対して合衆国政府に補償を求めた。その努力は二十年以上にも及ぶが、結局のところ実を結ぶことはなく、ただ焦燥感が募るばかりであった。そんななか、彼はある雑誌に載った「エーテル麻酔はジャクソンの発明である……」という記事を目にする。早速ニューヨークを訪れて反論の運動に駆け回る。そして一八六八年の夏の日、馬車を駆ってホテルに向かう途中に突然意識を失い、そのまま四十八年間の人生を閉じる。おそらく脳出血かクモ膜下出血であったのだろう。

ふたりより長生きしたジャクソンの晩年も決して恵まれたものではなかった。一八七三年、彼は六十七歳の誕生パーティーの直前に脳卒中で倒れる。発する言葉は意味不明で、人の世話を受けようともしなかったというから、脳梗塞によって失語症に陥ったと思われる。失語症という病態が明らかになったのは一八六〇年代以降のことで、当時はまだ医学的な理解が不十分であったため、彼は精神病院に収容されてしまう。失語症は意思疎通を困難にしても知能の低下をきたすわけではないのでプライドの高いジャクソンにとって収容生活は過酷なものであったに違いない。それは息をひきとる一八八〇年まで七年間に及ぶ。

断片的なできごとをもって因果の連続である人生を評するのはいかにも軽卒であるし、そもそも物知り顔に他人の人生の幸不幸を論じるのは褒められたことではないと著者は思う。そう理解しつつも、ウェルズ、モートン、ジャクソンの三人がもし麻酔の発明に関与しなかったら、それぞれの人生はもう少し安らかであったのではないかという気がする。名誉や報酬を求める努力が大きければその先の栄光も大きいであろうが、意に反してそこには挫折が待ち構えていたりする。そのときも努力が大きければ大きいほど挫折は膨れあがっていくのである。

美幾女

医学は疾病の治療や予防を研究する学問で、大きく臨床医学と基礎医学に分けられる。読者に親しみのあるのは内科学や外科学など実利的な臨床医学だろうと思うが、それらは基礎医学の知識によって支えられ、なかでも解剖学が底辺の基礎となる。いうまでもなく医学の対象はヒトであるから、まず人体の構造を正しく理解しなければすべては始まらない。

人体の構造を知るためには直に人体の内部を観察する必要がある。解剖である。これを最初に行ったのは紀元前三世紀に活躍したギリシャ人のヘロフィロスだといわれている。彼は脳と脊髄さらには末梢神経の関係を明らかにするなど解剖学を科学として出発させた。以来、中世のいち時期を除いてヨーロッパでは志ある医師たちによって人体解剖が行われ、ルネサンスの時代には現代と大きくは違わない知識の獲得によって医学の発達が促されていく。

遠く東方に離れたわが国にそれらの知識が伝わるのには江戸時代まで待たねばならず、久しく中国からの情報に頼る時代が続く。解剖（解き剖《わ》ける）という表現は紀元前後の漢代に著わされた『黄帝内経霊枢《こうていだいけいれいすう》』という医学書にみられるというから、古代の中国でも解剖は行われたらしいが、西洋のように徹底したものではなかったようで、たとえば東洋医学でいう五臓六腑《ごぞうろっぷ》の五臓は肝、腎、心、肺、脾《ひ》で膵《すい》（臓）がもれているし、胃や腸などの六腑には三焦《さんしょう》という架空の臓器が加えられている。一七二〇年の徳川吉宗による洋書の輸入解禁の政策も手伝って、少しずつ西洋の情報がもたらされるようになると、それらの知識に疑問をもつ者が現われるのは自然のなりゆきであった。

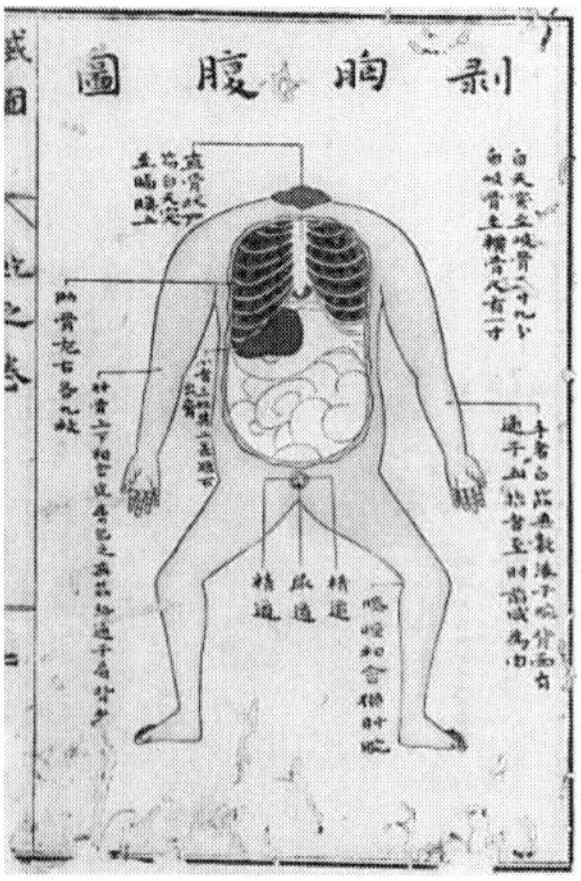

山脇東洋が腑分けの経験を著わした『蔵志』
（津山洋学資料館寄託資料）

一七五四年（宝暦四年）に山脇東洋《やまわきとうよう》という京都在住の医師が腑分け（解剖）の許可を京都所司代に願い出る。機が熟していたというべきなのかもしれないが、ときの所司代であった小浜藩主の酒《さか》井《い》忠用《ただもち》の英断によって願いは聞き入れられ、閏二月七日にわが国最初の解剖が行われる。このときに腑分けされたのは三十八歳で処刑された男性の遺体であった。

東洋らによる腑分けを前例として、こののち伊良子光顕や栗山孝庵らがそれぞれ京都の伏見および山口の萩で腑分けを行うが、それらも刑死体であった。杉田玄白らが『解体新書』を著わすきっかけになった一七七一年（明和八年）の腑分けも青茶婆《あおちゃば》と綽名《あだな》された女性の刑死体についで行われたものであった。

現代の大学医学部や医科大学での解剖はみずからを学問のために提供（献体）したいという篤志の人々の遺体について行われているが、その集まりとして最初の篤志団体が設立されたのは一九五五年（昭和三十年）である。それまでは刑死体や身寄りのない横死体などが解剖に供されるのがつねであった。献体が法的に整備されたのは一九八三年（昭和五十八年）のことで、「医学および歯学の教育のための献体に関する法律」が施行されている。アメリカではこれより少し早いものの、「統一解剖贈与法」のできたのが一九六六年であるから、奉仕の精神が説かれるキリスト教の世界でも解剖の対象は生前の意思を忖度《そんたく》する必要のない人々の遺体という時代が長く続いていた。むろんのこと、解剖学の祖といわれる前述のヘロフィロスや近代解剖学の父と称される十六世紀のヴェサリウスの解剖も似た事情のもとで行われており、ときには遺体を求めて墓荒らしの真似もしたといわれる。

時代は進みながら依然として解剖の意義など広く一般に理解されていなかったとき、一八六九年（明治二年）八月十四日に医学校でわが国における最初の献体による解剖（特志解剖）が行われる。医学校というのは幕末に設けられた種痘所が医学所となり、これを明治政府が呼び名を少し変えて引き継ぎ、のちに東京大学医学部に移管する施設で、当時は下谷にあった。解剖はその敷地内に設けられた仮小屋で行われた。

遺体を提供したのは吉原で遊女をしていた〝みき（美幾）〟という女性であった。献体が彼女自身の意向によるものであったことは彼女の墓碑に「……遺言す……」と刻まれているし、東京大学に父母と兄の署名による献体の申請書が遺されていて、「解剖之義ニ付御請御申上覚」と表書きされた書面には「みきへの手厚い治療ありがたく思っていますが、もはや重体となり快方の望めない状態なので、……死後の解剖を仰せつけられたことは……当人の希望によるもので……わたしたちにも異存ありません」といった内容が候文で記されていて、歴史上の伝聞といったものではない。

彼女が入所していた黴毒院《ばいどくいん》宛に申請書が提出されて一週間ほど経った八月十二日にみきは息を引きとる。黴毒院というのは医学所に設けられた治療施設で、彼女は梅毒の治療のためにここに入所していた。死の翌日、医学所は政府に「死後の解剖を願い出ていた者が昨日死亡いたしました……検使を派遣あるいは聞き届けのうえ解剖を許可されたく……」という伺いを立てる。そして十四日と十五日の二日にわたってわが国最初の特志解剖が行われる。執刀はのちに東京大学の初代の解剖学教授となる田口和美の手になったとされる。「解剖後は厚く弔うべし」

との政府の指示もあって、彼女は丁重に葬られ、菩提寺である浄土真宗念速寺に墓が建てられた。その背には医学校教官の名のもとに「駒込追分の販夫彦四郎の娘である美幾……解剖を遺言し……多くの発見があり……わが国における最初の剖験……その志を褒め……」といった内容の九十七文字からなる漢文が刻まれている。父母や関係者には医学校からそれぞれ相応の謝金が支給された。

わが国における最初の献体に関して前述の事実を知ったとき、著者はその医学的な意義の大きさよりも、そんな勇敢な行為をとった美幾というひとりの女性に興味を覚えた。解剖の意義がそれなりに理解され、死はすべての終焉であるという思想も奇異ではない現代に生きるわれわれでも、医学のためとはいえ人前に曝け出した肉体が切り剖けられるさまを想像すると容易に献体をしようという気持ちに到達できないのがふつうである。まして彼女の生きたのは極楽浄土があれば地獄もあった時代であり、自身は近代医学を理解する立場から遠い境遇にいた。それでも彼女は献体したのである。なぜ美幾女はそんな志を立てることができたのであろう。

小川鼎三氏（一九〇一～一九八四年）によれば、献体を申し出たのは実は彼女が最初ではなく、宇都宮鉱之進（一八三四～一九〇三年）という人物が明治元年十一月の日付で医学所に遺体解剖を願い出ており、翌年の二月には東京府から許可が下りているという。彼は進取の気概をもって幕末の動乱期を生き、弾薬の工夫、セメントや耐火煉瓦の製造などを手がけた人物で、医学所とともに洋学を吸収すべく幕府の設置した開成所の教授方出役《きょうじゅがたしゅつやく》として活躍していたが、年号が明治と改まったころ、病で足腰が立たなくなった。そこで、「……廃人となったうえはわが身の学力をもって奉公できないので……病死のあとは医学所での屍解体を仰せつけられたい……」という主旨の嘆願書を提出する。ところが、彼の病は解剖の許しが下りてまもなく治ってしまう。彼は自身の病を梅毒だと思い込んでいたようだが、おそらく脚気だったのだろう。小川氏はこの宇都宮が美幾女の心情になんらかの影響を与えたのではないかという。

　東大の解剖学教授を務め、医史学の泰斗であった小川氏の示唆は著者のこころを妙に高ぶらせるものであった。医学に貢献した薄幸な女性とだけ、ただ漠然と捉えていた美幾女の存在がより生き生きと感じられた。父も母もさらには兄もいたにもかかわらず、遊女となったのには相当のわけがあったに違いない。それでも彼女は生き、縁あって鉱之進と巡り会った。献体についてどのような会話が交わされたのだろうか。当時もっとも多くの人々を苦しめたのは労咳あるいは労瘵《ろうさい》と呼ばれた結核だから、遊女というだけで死因を梅毒と結びつけるのは早計ではないのか。あれこれ想いを巡らせ、それなりに資料を渉猟《しょうりょう》すれば彼女を主人公に小説が書けるかもしれないと夢想した。

　ところが、美幾女を主人公にした小説はすでにあった。渡辺淳一氏が『白き旅立ち』と題していまから三十年以上まえの昭和五十年に発表していた。著者がなんとか無事に大学を卒業した翌年のことである。「褒められてもけなされても、淡々とそのまま受けとめ」て遊女として生きてきた美幾は登楼した宇都宮鉱之進と知り合い、その一途な人柄に好意をもつものの、病は進み、養生所に入所する。そこで貴賤の隔てなく患者に接する若き医師を知り、残り火が燃えるがごとき恋心を抱く。鉱之進からわが国最初の献体を願い出たと聞き、その青年も解剖を見たいという。次第に美幾は腑分けを願い出ることが青年医師に対する愛の証として自分に残された唯一の方法だとの思いに至る。氏の筆は哀しくも懸命に生きた美幾女を見事に描ききっていた。「曲がりなりにも無事、私がこの一篇を書き終えられたのは、美幾女が地下で導いてくれたからに違いない」と氏は筆を擱《お》く。小説というのはこのようなものなのかと著者は目が覚めたような気がすると同時にあれこれ小説の筋立てを考えた自分が気恥ずかしかった。

美幾女の献体をテーマにした小説は吉村昭氏によっても発表されている。「梅の刺青」と題されたその短編では献体は美幾女自身の希望ではなく、医学校の意向を受け入れてのこととされている。それは前述した献体の申請書が提出される少しまえに医学校が政府に「病体の解剖は医学上の急務でありながらわが国ではまだ行われていない……不治の病の者があって解剖を望むので許可されたい……」といった事前の伺いを立てている事実を重視したからだろう。また、申請書に肉親の名はあっても彼女の署名がない点も考慮したのかもしれない。美幾女の行為は病に斃《たお》れたとしても満足な野辺送りもできない境遇の自身を形ある墓碑の下に眠らせ、肉親にも財を遺すことになった。あらかじめそれらの処遇が彼女に知らされていたとすれば、吉村氏の推測するように献体は受け身で承諾された可能性がないとはいいきれない。しかし、徽毒院に不治の病人はほかにもいたはずである。なぜに彼女が最初であったのか。わたしには渡辺氏の紡ぐ半生が真実に迫っているのではないかと思えてならない。そうでなければ美幾女があまりに哀しい。

著者の住む地では毎年十月になると名古屋祭りと称して信長、秀吉、家康の三英傑の出し物が街を練り歩く。いくら有名な歴史上の人物でもそのひととなりや歩んだ人生をいま知るひとはいない。ひとびとは資料や伝聞をもとにただ想像するだけである。美幾女についてもそれは同じである。しかし、いろいろな資料を読みこの文章を書き始めて二カ月経ったいま、著者は実際に彼女に会ったことがあるような気がするのである。

男と女

動植物の細胞の核のなかにはそれぞれ一定数の染色体が存在する。その存在が指摘されたのは十九世紀の後半のことである。二十世紀になるとこれが遺伝を司っている本体、つまり遺伝子を納めていることが明らかになり、アメリカのモーガンらの業績に対して一九三三年にノーベル医学生理学賞が授与される。二十世紀半ばには遺伝子の実体は糖と核酸と塩基の規則的に繋がった高分子であることが解明され、一九六二年にはその二重らせん構造を提唱したアメリカのワトソンとイギリスのクリックにノーベル医学生理学賞が授与される。そして、こんにち染色体の発見から百五十年近くのときを経て遺伝子の知識なくしては医学を論じることのできない時代になった。癌や遺伝病に止まらず、糖尿病や高血圧などの生活習慣病も遺伝子レベルでの研究が進んでいる。皮膚から採取した細胞からあらゆる臓器になりうる万能細胞を創ったというニュースが衆人の耳目を集めたのは記憶に新しいが、これも遺伝子の力を借りた実験である。

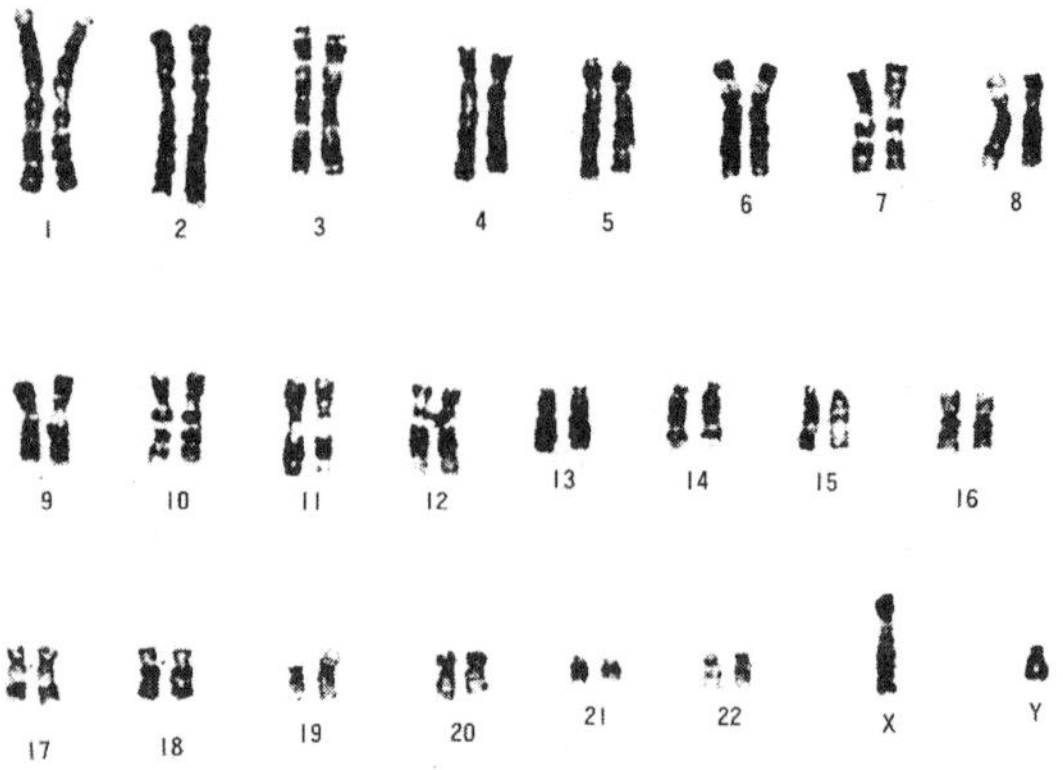

ヒト染色体

かたくるしい歴史はここまでとして、染色体レベルに話を戻す。ヒトの細胞には核のなかに父親と母親から半分ずつ受け継いだ二十三対の染色体が存在する。二十三対のうち二十二対は常染色体、残りの一対が性染色体で、これがＸとＸなら女性、ＸとＹなら男性として生を受けることになり、そこに含まれる遺伝子の相違によって男女の特徴が発揮される。

合計二十三対の染色体のうち一対の性染色体が異なるとすると、男女は遺伝的に二十三分の一、つまり約四％の相違をもっていることにならないか。ちなみに、ヒトとチンパンジーにおける遺伝子の相違は見た目から想像するほど大きくはなく、一説には一・二パーセントであるという。すると、男女の差は同性のヒトとチンパンジーとの差より大きく、男性にとって女性が理解しがたい存在なのは至極当然ということになる。

こんな話をある酒宴の場で酔いに任せて披露したら、同様に酩酊した友人から多大な共鳴を得た。友人はすべて既婚の男性であった。このあたりまで読むと、女性の読者は不快感を催すかもしれないが、まえの話は女性からみれば、男性はメスのチンパンジーよりも遠い存在であるということにもなる。男女はいずれもヒトではあるが、遺伝学的に異種の存在であると思えば、この世のおおかたの悩みには諦念をもって心穏やかに対処できるかもしれない。

実によい説を思いついたものだとわれながら感心したが、それは酔いのなかのことで、残念ながらこの筋書きにはトリックがあって正しくない。男女の性染色体をＸＸ、ＸＹと記号で表現するのでまったく異なる染色体という印象を受けてしまうが、そこに含まれる遺伝子にそれほどの相違はない。

哺乳類は遺伝的にはもともと雌になるように設計されており、染色体がＸＸならそのまま胎児は雌（女性）になる。この際、ふたつのＸ染色体の片方は機能を停止（不活性化）し、実際にはもう片方のＸ染色体に含まれている遺伝子だけが働く。一方、ＸＹではＹ染色体に組み込まれている雄性決定遺伝子（ＳＲＹ）と呼ばれる遺伝子が精巣をつくるよう命令する。これに端を発して胎児は雄（男性）としての特徴を具えて誕生することになる。Ｙ染色体はＸ染色体に比べて小さく、ほとんどＳＲＹを組み込むことだけがその役割といってもよい。そして、Ｘ

Ｙには Ｘ染色体がひとつしかないので、これが不活性化されることはない。
　要するに、雄と雌の違いはＹ染色体にあるＳＲＹの有無であって、遺伝子の数にはほとんど差はない。男性は男性らしく、女性は女性らしくなるのは、成長するにしたがって精巣あるいは卵巣から分泌される性ホルモンの影響によるものであって、男女は異質でも残念ながらチンパンジーと比べるほどのものではないのである。ところで、ひとつの種における性の違いはどのようにして生まれたのであろうか。

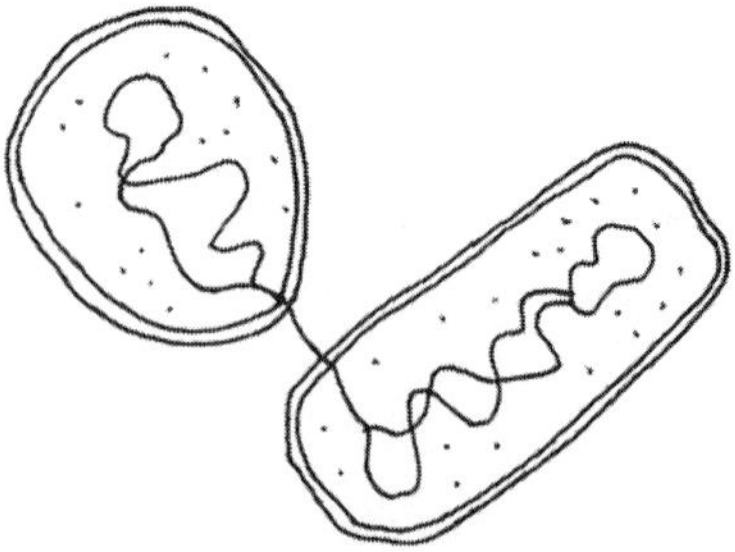

染色体の交換

　地球上に最初の生命が誕生したのはおよそ三十五億年前といわれる。それは細菌と同じような単細胞生物で、みずからの体を分裂させて殖えていく（無性生殖）ものであった。当時の大気は窒素、水蒸気、二酸化炭素によって構成されており、まだ酸素はなく、遊離酸素の結合したオゾン層も地球表面には形成されていなかった。太陽からは遺伝子の組成を変化させる紫外線がオゾン層に遮られることなく地表に容赦なく降り注ぎ、単細胞生物もその洗礼を受けた。

　遺伝子の変化したある単細胞生物は仲間の細胞に接近して遺伝子の一部を交換する能力を身につけた。また、ある原始生物は合

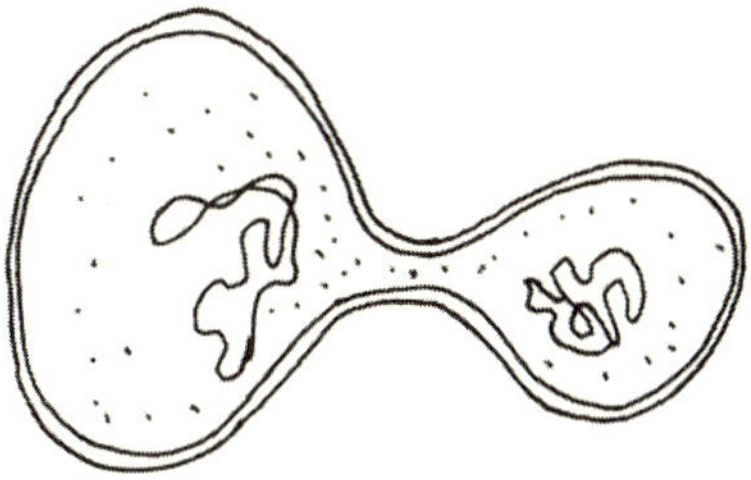

細胞の合体

体して大きく成長する能力をもつようになった。これらの能力が基本となって進化を繰り返したすえに有性生殖、すなわち雄の精子と雌の卵子が合体して子となる現象をもって命を継承する生物が登場したと考えられている。ヒトは単細胞生物の末裔であり、雌雄の歴史はヒトの歴史より長いのである。遺伝子の違いが些細であっても、男女はそれぞれ悠久の歴史を背負っているわけで、愛憎の源は実に深いのである。

脳卒中

著者は最近になってウィンストン・チャーチルの死因が脳梗塞であったらしいことを知った。いうまでもなく、彼は第二次世界大戦中のイギリスの首相で、一定の年齢以上の読者なら葉巻を銜《くわ》えながらステッキを携えた肥満気味な姿に記憶があると思う。彼は大戦の終了まぢかに首相の座を去り、二十年後の一九六五年に九十一歳で亡くなる。

その翌年、ロード・モーランという人物が主治医として彼に関して綴っていた自らの日記を『ウィンストン・チャーチル　生存の戦い』と題して出版した。大英帝国の英雄として国葬の栄誉まで受けた人物の言動を死からまのない時期に公にしたことはプライバシーの侵害行為として各方面から批判を受けたが、歴史を語る材料として大衆の注目を集めるところとなり、日記は邦訳もされた。いつどこで誰とどのような話し合いがもたれ、チャーチルがどんな感想を漏らしたかといった内容の記述が多いのだが、モーランの立場から当然のことながら病に関する記述も詳しい。

チャーチルは一九五二年から一九六五年のあいだに幾度となく脳の障害を思わせる発作を起こす。最初の発作は一九五二年の二月の朝、「口に出したい言葉が頭に浮かんでこない」というものであった。一九五三年には言語障害と歩行困難。左手足の自由が利かなくなり、口元の左端が垂れ下がったという。一九五九年には舌がもつれ、意識も数分のあいだ途絶える。これらの発作はこんにちいうところの一過性脳虚血発作と考えられる。一過性脳虚血発作というのは脳梗塞の起こる前兆として脳への血流が一時的に滞って呂律が回らなくなったり、手足の動きが悪くなったりする状態のことである。その後も似た症状を繰り返し、一九六五年一月に左手足の麻痺とともに意識がなくなり、十五日後の早朝に人生の幕を閉じる。脳出血の可能性がなくもないが、経過からみるとついに起こった重篤な脳梗塞によって生命が奪われたと考えるのが常識的である。

脳梗塞が一過性脳虚血発作をまえぶれにして起こる場合はそもそもの原因として脳に血液を送る頸動脈が極端に狭くなっていることが多い。モーランたちチャーチル周囲の医師もその可能性について推測はしていた。しかし、積極的な治療は施されなかった。頸動脈が狭くなる頸動脈狭窄症という病気が脳梗塞を起こす原因として現代のようにはっきり認識されていなかったし、頸動脈狭窄症そのものに対する治療法自体もまだ確立されていなかった。

モーランの著書に目を通していてチャーチルという歴史上の人物の死因が脳梗塞で、それも頸動脈狭窄症によるものらしいと知ったとき著者は少し高揚した気分になった。著者は頸動脈狭窄症の狭くなっている部分を除去して血液の流れをスムースにする頸動脈内膜剝離術という手術をいかに安全かつ確実に行うかを研究のテーマにしていた時期があって、いまにして思えばそれはチャーチルの病気の外科治療であったわけで、何か特別な事実を発見した気分になったのである。

頸動脈内膜剝離術が世界ではじめて実施されたのは一九五三年のことで、ミヒャエル・デベーキーというアメリカの外科医が一過性脳虚血発作を数回繰り返した五十三歳の男性に対して行った。ただ、彼は手術実施当時にそれを発表せず、二十二年後の一九七五年になって、そのあいだ患者は無事に生活しているとして論文による報告をしている。頸動脈内膜剝離術の実施を論文によっていち早く発表したのは同じくアメリカの外科医クーリーで、一九五六年のことである。あとになっていくら手術したのは自分のほうが早かったと主張しても証拠がなければ認めようがなく、科学的な優先権はクーリーにありそうなのだが、患者の資料が残っているとすればデベーキーの報告も無視できず、一般的には彼に優先権が与えられている。ちなみに、デベーキーはソ連崩壊ののちロシアの大統領になったボリス・エリツィンが心筋梗塞で倒れた一九九六年に診療を依頼され、ロシア人医師に冠動脈のバイパス手術を指導したことでも知られる人物である。

私的な興味に任せて説明がまわりくどくなったが、チャーチルが病に苦しんでいたころは頸動脈狭窄症の治療法は外科医たちの先陣争いの的であって、まだ一般的な外科治療として確立されていなかった。とても英雄に対して試してみようなどといった考えは主治医たちの脳裏に浮かばなかったであろう。

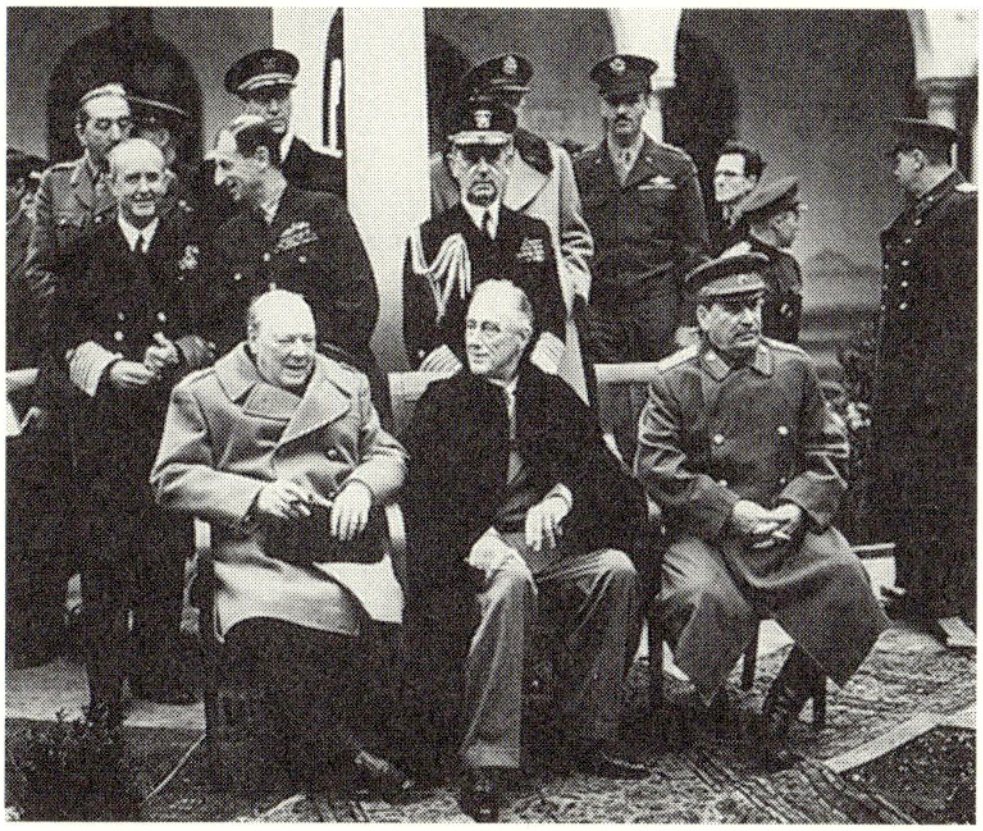

ヤルタ会談
（左から，チャーチル，ルーズベルト，スターリン）

わが国はいまから六十五年ほどまえの一九四五年（昭和二十年）にアメリカを中心とした連合国との戦いに敗れた。敗戦が濃厚になったころ、連合国の首脳は主要な会談を三回行っている。一九四三年にはカイロでルーズベルト、チャーチル、蒋介石、一九四五年には黒海沿岸のヤルタでルーズベルト、チャーチル、スターリン、その三カ月後にはポツダムでトルーマン、チャーチル（政権交替で会談の途中にアトリーと交替）、スターリンが集まり、それぞれ日本やドイツの戦後処理を相談した。すべての会談に名を連ねるチャーチルに対して、アメリカ大統領ルーズベルトはポツダム会談には参加していない。替わりに副大統領から昇格したトルーマンが出席している。ルーズベルトはヤルタ会談の二カ月後に急死するからである。

フランクリン・ルーズベルトは一九四五年に六十三歳で突然亡くなる。ランチを待ちながら女性たちと談笑中に頭痛を訴え、そのまま意識が戻らず、数時間後に死亡しているところから、クモ膜下出血によるのだろうといわれている。

クモ膜下出血というのは脳の動脈にできた瘤の破裂によって起こるので、膨らんで壁の薄くなった瘤を速やかに処理しなければいけない。瘤に血液が流れ込まないように根元をクリップで挟む手術をしないと、二度三度と出血を繰り返すことになって救命できない。ルーズベルトはクリッピングというその手術を受けていない。出血から二時間余で死亡したというから、手術のまもなかったであろうし、たとえまにあったとしても、クリッピング術自体が当時はまだ一般的な治療法にはなっていなかった。

動脈瘤《どうみゃくりゅう》の破裂によるクモ膜下出血が生命を脅かす事実は一九二〇年代から詳細に分析されていたが、確実な治療法としてのクリッピング術が成功したのは一九三七年で、アメリカの脳外科医ウォルター・ダンディーが四十三歳の男性に対して実施したのが最初である。現在は手術用の顕微鏡下に専用のクリップを使用して行われるが、当時はそのいずれも工夫されていなかった。脳動脈瘤の破裂に対して最初に選択されるべき手術法として認められるのは一九六〇年代に入ってからであった。死因となる病の治療に関してはルーズベルトもチャーチルも同じような状況にあったといえる。

ヤルタ会談のもうひとりの役者、ソビエト連邦共産党書記長スターリンは一九五三年に七十四歳で独裁者としての生涯を終える。一部には暗殺説も唱えられているが、一般的には脳出血を起こしたのだろうと推測されている。

彼はモスクワ郊外の別荘でフルシチョフやブルガーニンら取り巻きの連中と深夜まで酒盛りをしたあと床についた。いつもなら午前中には居間から出てくるはずであったが、その日は夕方になっても姿を現わさなかったため、不審に思ったボディーガードは夜まで待ち、意を決して居間に入った。そして、カーペットの床に倒れているところを発見する。ウーウーというのみで会話はできず、しきりに左手だけ動かしていたという。独裁者はその四日後に死亡する。これらの経過から脳出血が死因だろうといわれている。それは左側の大脳に起きたため、右片麻痺と失語症を呈したのである。

脳出血の治療はまずどの部位にどのていどの出血が起きたかを正しく把握することから始まる。それによって手術を実施するか内科的に対処するかが決まるわけで、コンピューター断層撮影（ＣＴ）の登場は画期的なものであった。しかし、それは一九七〇年代になってからのことで、スターリンに対する治療は現代のように細やかなものではなかった。それに、本気で助けようと思った医師そのものがいなかったかもしれない。彼は粛正に粛正を重ねた恐怖によって民衆を支配した。そんな行状のなかには自分の暗殺を企てたというでっちあげの嫌疑によってクレムリンの病院に勤務する三十六名の医師を逮捕追放する「医師陰謀団事件」も知られている。死の数カ月まえのことである。

チャーチルの病碩《びょうせき》をきっかけに第二次世界大戦の勝者の代表の死因を詮索してみたら、三者のそれは脳梗塞、クモ膜下出血、脳出血らしいことがわかった。奇しくもすべて脳の血管の冒される疾患であった。これら三つの主要な脳血管障害は総称して脳卒中と呼ばれる。

頭痛と進化

頭痛は現代医学の知識をもとにして原因別に詳しく分類するとおよそ二百種類を数えることができる。随分と多いものなのだとあらためて感心もするのだが、かならずしも病気とまではいえないものやごくまれなものを含んでのことで、苦しんでいる人の数からいうと〝緊張型頭痛〟と呼ばれる種類の頭痛が半数以上を占める。

緊張型頭痛は頭や首の筋肉が異常に緊張するために起こるもので、頭痛は圧迫されるあるいは締めつけられるような感じで、鉢巻をしているようだとか、いつも帽子を被っているようだとか表現されることが多い。これらの人について首の骨（頸椎）のレントゲン写真を撮ると、横から見て真っ直ぐになっていることが多い。

背骨（脊椎）は身体の中心を貫く支柱であるが大黒柱のように一本の棒として屹立している

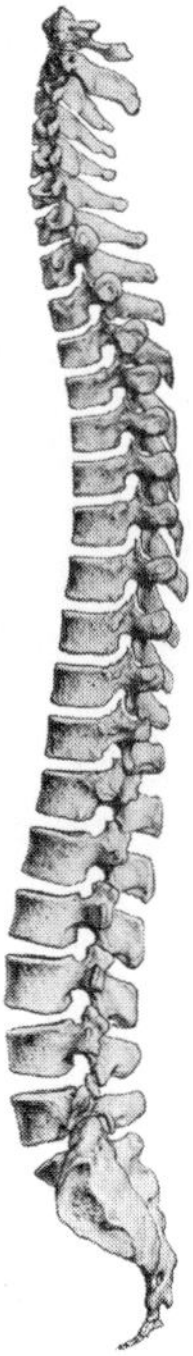

ヒトの脊椎
（横から見たところ，
左が前方）

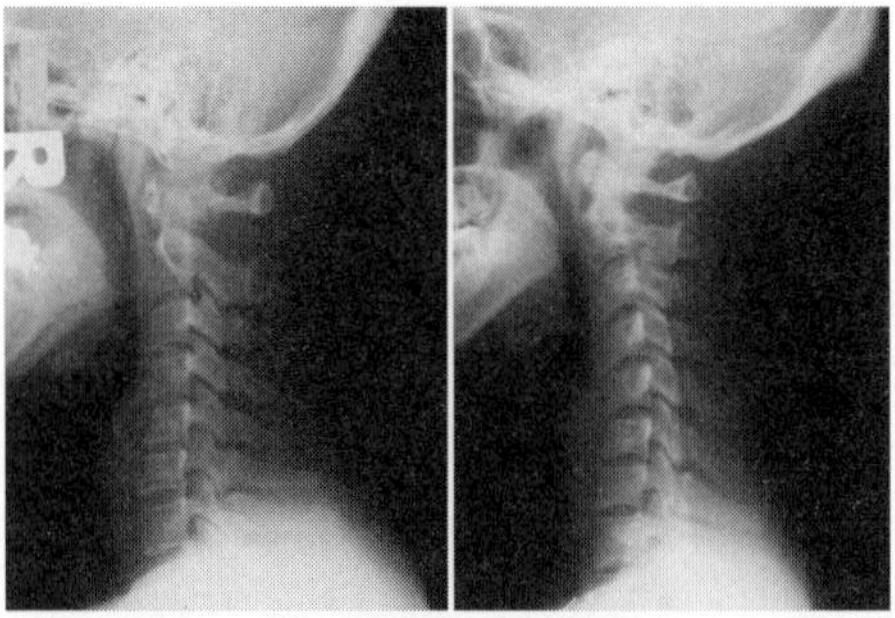

緊張型頭痛の頸椎
（左：ストレートネック，右：彎曲が逆になった例）

わけではなく、三十二～三十五個の椎体というブロックが椎間板という軟骨をはさんで積み重なったもので、横から見ると頭から腰にかけて生理的彎曲と呼ばれるなだらかなS字状のカーブを描く。頭蓋骨のすぐ下に位置して、七つの椎体によって構成される頸椎はS字カーブの始まりの部分で、前方に向かって弓なりの格好をとることになるのだが、緊張型頭痛ではこの弓なりの彎曲が消失して真っ直ぐになっていたり（ストレートネック）、逆に彎曲していたりすることが多く、ときには白鳥の首のように逆S字に曲がって（スワンネック）いたりするのである。著者の経験からするとその割合は緊張型頭痛例の八～九割に上る。わが国では一説には二千万近くの人が緊張型頭痛に悩まされているといわれるので、著者の印象が的外れでなければ、首の骨の格好が正常でない人の数は尋常でないことになる。

一般的に生理的彎曲の消失はストレスによって首の筋肉の緊張が過度に高まってつっぱった状態と考えられている。確かに現代社会はストレスに満ちあふれているが、その影響によって二千万にも達しようとするひとびとの首が真っ直ぐになってしまうものなのだろうか。もっと根本的な原因が隠れているのではないだろうか。

いうまでもないがヒトは脊椎動物の哺乳類に分類される。脊椎動物の系譜は魚類に始まり、いまから四億年ほどまえの古生代中期（デボン紀）に両生類が生まれ、およそ三億年まえの石炭紀には爬虫類が登場する。そして二億年ほどまえの中生代初期（三畳紀）に爬虫類から哺乳類が、少し遅れて中生代中期（ジュラ紀）に鳥類が誕生する。

スーパーに並ぶのはだいたい切り身で、尾頭付きが贅沢になった昨今なのだが、数週間まえの記憶をたどれば魚の背骨（脊椎）は緩やかにひとつのカーブを描いているだけであった。手足がないから脊椎に頸椎とか腰椎とかの区別もない。これが爬虫類になると胴体の重さを支える必要から脊椎は胸（椎）と腰（椎）の部分が背中に向かって彎曲することになった。前足の発達によって肩より上に頸椎を区別できるようにもなったが、もっぱら地面を這う生活のため頭をもち上げる必要性が低く、その格好は胸椎の単なる延長であった。

哺乳類に進化すると、四つ足の発達とともに地面から一定の高さまで活動の範囲が広がり、

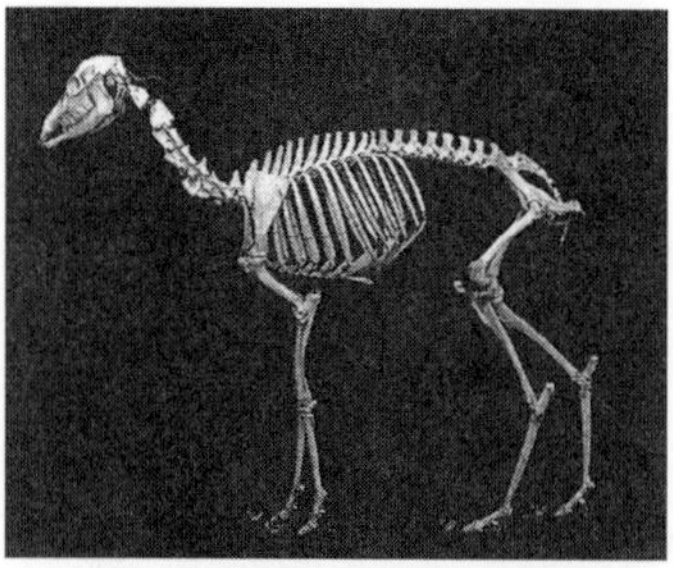

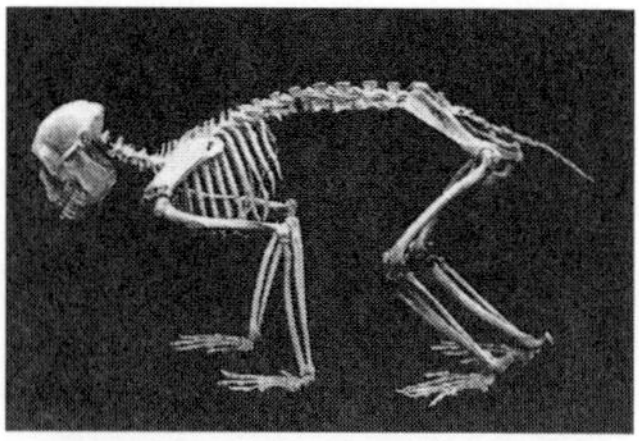

哺乳類の骨格（左：ニホンジカ，右：ニホンザル）
（栃木県立博物館蔵）

頸椎に生理的彎曲が現われる。おそらく頸椎が前方を凸にして反っていたほうが頭を上方にもち上げるのに適していたからだろう。逆の彎曲であると下を見るのに都合がよくても上を向くのには限界がある。

哺乳類の仲間として進化したヒトは三百五十万年ほどまえに直立して二足歩行をするようになった。しかし、頸椎は四つ足のころの格好をそのまま継承した。ヒトの脳が発達したのは脊椎を縦にして重い頭を支えやすくなったためといわれているように、革命的な姿勢の変化が起きたにもかかわらず頸椎の並びはそれに匹敵するほどの変化をみせなかった。

四つ足動物から猿人を経て旧人、さらにはわれわれ現代人の祖先である新人へと進化するにしたがって、頸椎の頭蓋を支える位置（軸）は次第に後方に移動し、頭の重心は正中に近づいた。起立できるようになって頭を後方にもち上げる必要が徐々に減ったはずだから頸椎は真っ直ぐになってもよかったようにも思えるのだが、依然として生理的彎曲は残った。それは胸椎

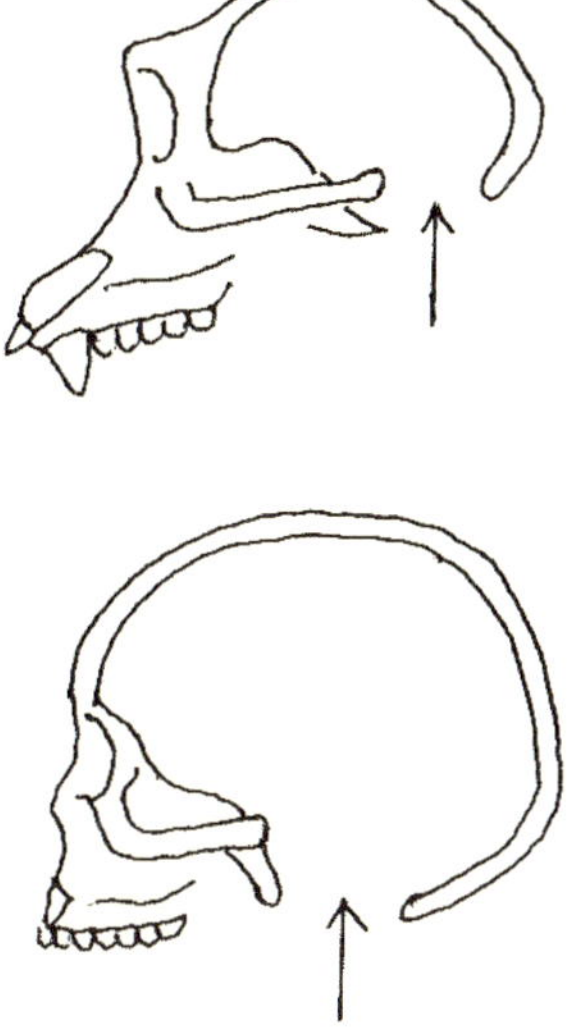

頭蓋の軸
（上：類人猿，下：ヒト）

や腰椎を含めた脊椎全体としてバランスをとる必要があったからなのだろうか。

このように考えてくると、緊張型頭痛に悩む人の頸椎における生理的彎曲の消失はストレスによって筋肉が緊張した結果というより、進化の過程で自然に起こる現象と理解したほうが案外よいのかもしれない。そして、その変化を受け入れるほどには骨格や筋肉群の進化が追いついていないために頭痛が起きてしまうというのが緊張型頭痛の実体ではないのか。進化の過程で起こる必然の病態と捉えれば、それに苦しむ人の多さも納得できる。

緊張型頭痛は首が華奢な女性に多く、猪首で頑丈な体軀の男性には少ない。現代社会は生活様式や社会構造をすさまじい勢いで変化させ、あまたのストレスを生み出している。ただ、それはことさら女性に集中するものでもなく、文明社会では男性もそれ相応の量を抱えて生きているはずである。おそらく、女性のほうが筋肉がひ弱なために頸椎が直線化しやすいのであろう。つまり、女性のほうが進化の影響を受けやすく、結果として不都合にも頭痛に苦しむのではないかと思う。スピルバーグの『未知との遭遇』に登場する宇宙人を思い出した。首の長いひょろっとしたその姿は男性より断然女性ぽかった。あれは未来のヒトの姿にも思える。そのときもまだ多くの人が緊張型頭痛に悩まされているのだろうか。

交叉の謎

最近はマスコミもしばしば医療をテーマとしてとりあげるので脳卒中という病名を耳にしたことがあるかと思う。これは脳血管障害、つまり脳内にある血管の異常によって急激に意識の侵されるいくつかの病気をまとめていうときに使われる。東洋医学に「邪気に中（当）たって卒然（突然）として倒れる」という意味の卒中という用語がふるくからあった。この卒中はおおむね脳の異常によって起こるところから、その名を被せて西洋医学の病名として採用されているのである。少し古風な響きがあるのはそのためである。ちなみに、脳卒中は英語ではapoplexyまたはstrokeといい、これも完全に打ちのめすとか一撃で倒すという意味の言葉を語源としている。

脳卒中は血管が破れて起こる脳出血とクモ膜下出血、血管の詰まりを原因とする脳梗塞に分けられる。まえで述べたようにこれらの病気に共通するおもな症状は意識の低下なのだが、もうひとつ重要なものに片麻痺《へんまひ》がある。半身不随ともいい、左右いずれかの手足の動きが悪くなることである。

脳出血や脳梗塞によって引き起こされる片麻痺はふつう異常の起こった脳の反対側に現われる。それは手足が動くように命令する錐体路《すいたいろ》という経路が大脳の運動野と呼ばれる箇所から手足の筋肉に下降する途中に延髄の錐体と呼ばれる箇所で大部分が交叉（錐体交叉）するからである。

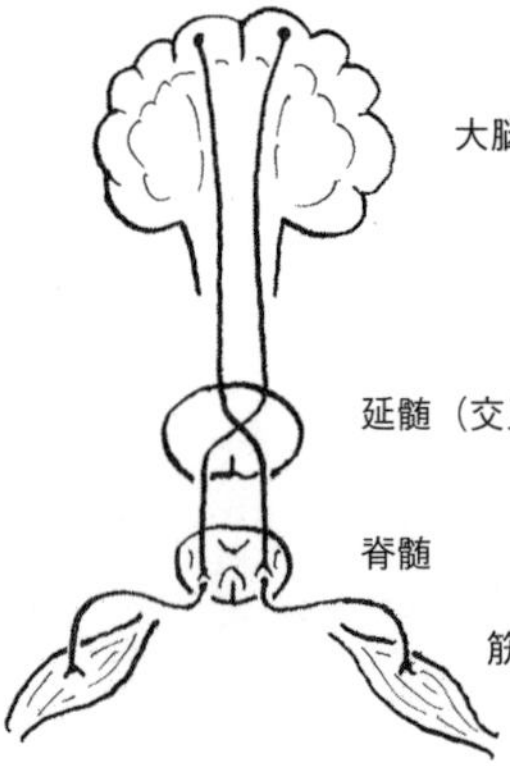

錐体路と錐体交叉

錐体交叉の存在は医学の教育を受けた者ならば誰でも知っていることがらで、著者も至極あたりまえの知識としてその意味を深く考えることはなかった。ところが、最近ふと思った。錐体路はなぜ交叉しているのだろうかと。解剖学の習得にあまり熱心でなかったせいで無知なだけなのかもしれないので、あらためていくつかの医学書をひもといてみたが、やはりどこにもその理由は記載されていない。

交叉をただの偶然とするのは科学的な態度とはいえない。現代の進化論、つまり突然変異によってほかにない能力を身につけた個体がその恩恵によって生存競争に打ち勝って(自然淘汰)種として繁栄していくという考えに則れば、交叉にもそれなりの理由があってもよいはずである。

まず思いついたのは交叉していたほうが防御に有利になる可能性である。たとえば、外敵が右側から襲いかかってきたとする。左手で払いのけようとすると身体を捩る必要があり、同じ側の右手で対応するのが自然な動きである。一撃が右側の頭蓋、さらにはその内部の脳に加わったとしても、左側の脳は損傷を免れて右手が動かなくなることはない。これに対して、交叉していないとすると、即座に外敵の餌食になってしまう恐れがある。

錐体交叉はイヌ、ネコ、サルなどヒト以外の哺乳類にも認められる。爬虫類のトカゲも片方の手足を挙げて防御するような哺乳類に似た動きをする。爬虫類の祖先にあたる魚類には手足はないが、ひれがある。ただ、海中での生活は左右いずれかから一撃をくらうというような種類の危険をはらんだものではないし、実際に金魚の脳を破壊してもふつうに泳ぐというから、進化の過程は爬虫類あたりで錐体路が交叉し、ヒトに受け継がれたのではないかといちおうの見当をつけた。

この見当が誤っていなければ交叉は防御に好都合という説はまんざら捨てたものでないかもしれない。しかし、いろいろな生物における錐体交叉の存否は案外はっきりしておらず、哺乳類すべてにあるかと思ったら、ゾウやモルモットにはあってもウシやクジラでは存在がはっきりしないという。また、爬虫類が進化したとされる鳥にはなく、爬虫類や魚類に関しては、大脳がほとんど未発達であるから錐体路というべきものはないのだろうともいわれる。そもそも防御に有利だとしても、最初の一撃に対してだけで、右であろうと左であろうと片側の脳が傷つけられてしまえば、その後の活躍は期待できないから、その個体がかならずしも自然淘汰を経て勝ち残るとはいいきれない。

次に考えたのは交叉したほうが錐体路の強度が増す可能性である。錐体路は多数の細長い神経細胞が束になったものなので、もし交叉せずに左は左、右は右として直線的に走行していると弛みがないから上下に引っぱられたときに切れやすくはないだろうか。交叉していれば縦方向に加わる力を緩衝する余裕が生まれ、ちょうど電柱と電柱のあいだに張られた電線が風や雪に遭っても破断しないように弛められているのに似た効果が期待できるかもしれない。

残念ながらこの説にも弱点がある。縦方向の外力に対する用意だと考えても、自然界にそう首つりのような力を受ける機会があるような気もしない。そこで、もうひとつ考えてみた。手足はそれぞれ独立して動かすこともできるが、歩くときは足だけ動くわけではなく手も自然に振れる。ボクシングでパンチを繰り出そうとするときはふつう利き手と反対の足を踏み出して構える。野球でダイビングキャッチしようとするとき、顔は捕球しようとして挙げる手の反対側を向く。手足は無意識に全体としてバランスをとって動くようにも仕組まれているのである。すると、錐体路は片側だけでなくどこかで反対側へも情報を伝えるような構造、つまりどこかで交叉するのが理にかなっていることになる。ただ、すべての錐体路が交叉したのでは目的に合致しない。実は、ヒトの錐体路は大部分は交叉しても、それがすべてではなく一〇パーセントていどの神経は交叉せずにそのまま脊髄に下っていくといわれているのである。

四足動物の歩き方にも決まりがある。イヌやウマは右（左）前足と左（右）後足をほぼ同時に動かして前進する。この様式は斜体歩《しゃたいほ》と呼ばれ、サルさらにはわれわれヒトの歩行もこれに属する。これに対してキリンやラクダは側体歩《そくたいほ》といって同じ側の前足と後足を踏み出して進む。ひょっとすると斜体歩と側体歩をとる動物では錐体交叉の有無あるいは多寡に差があるのかもしれない。爬虫類の歩行は足を動かすというよりはくねらせた胴体に足が追随するという趣きであるから錐体交叉はないと考えてもおかしくない。

このように暇にあかせてあれこれ考えてみたが、むろん結論は出ない。必要な学問的資料がまだ不十分なのである。錐体交叉の存在が発見されてから実はそれほど年月が経っていない。

脳が損傷されると反対側の手足の動きに異常の現れる現象は相当ふるくから知られていた。紀元前一六〇〇年ごろに著わされたとされる古代エジプトの文書パピルスには「……患者はびっこをひきながら打撃を受けた頭蓋と反対側の足で歩く……」と記述されている。紀元前三世紀ごろの古代ギリシャ時代に編まれた『ヒポクラテス全集』の「頭部の損傷について」という章には「……傷口が頭部の左側にあれば体の右半身に痙攣がおこり、傷口が頭部の右側にあれば体の左半身が痙攣におそわれるものである……」とある。

これに対して錐体交叉の存在が証明されたのは比較的最近の十八世紀になってからである。それまでにもその存在を主張する学者はいたが、科学的手法によって証明したのはフランス人医師プティだといわれている。彼は自身の臨床経験や動物実験をもとに論文をまとめ、そのなかで「……錐体はその下部において二つか三つ、ときには四つの繊維束にわかれ、右のものは左へ行き、左のものは右に行き……」と述べている。一七一〇年のことである。

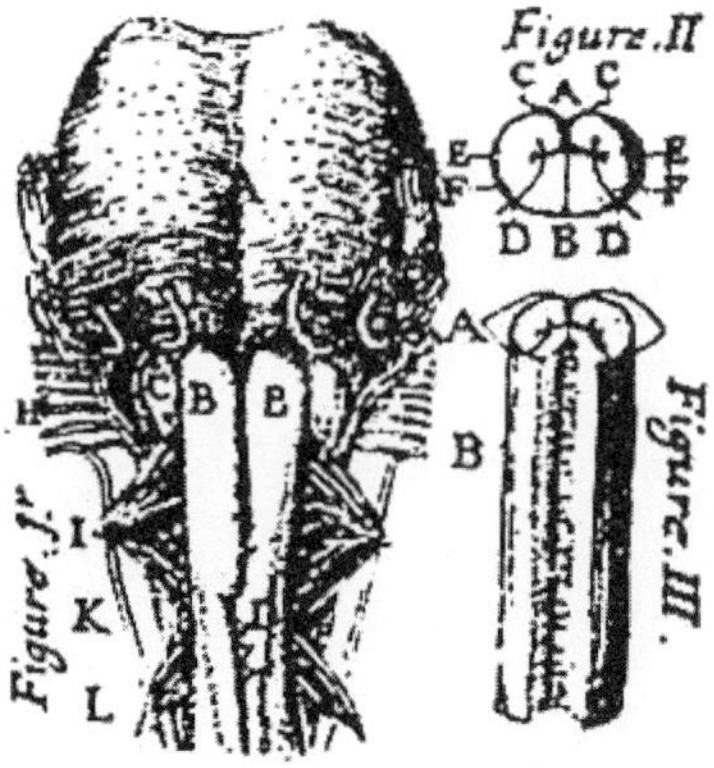

プティの論文にある錐体交叉のスケッチ

古代エジプト時代からプティの発表まで、その間は三千余年に達する一方、プティの発表からこんにちまでの期間はその十分の一にすぎない。交叉の意味が解き明かされるのにはまだまだときの流れが必要というべきなのだろう。それにしても因果のわからないことが自然界には多いものである。今日は朝からやけに妻の機嫌が悪いのだが、皆目その理由もわからないのである。

耄碌

ひとむかしまえにくらべて「物忘れをするようになったけれど、認知症ではないでしょうか」と心配する人が増えてきた。認知症は痴呆のことである。痴呆では聞こえが悪く、侮蔑的な印象があるという理由で、厚生労働省の指導によって二〇〇四年に採用された新しい用語である。決定の詳細な過程を著者は知らないが、ものごとが正確に認知できなくなる状態を表わすのなら認知障害症あるいは非認知症とするのが的を射ているはずで、おそらく障害というあからさまな響きが敬遠されてあいまいな表現として認知症に落ち着いたのであろう。白黒つけないいかにも日本らしい決定だが、そのせいで意味がぼやけてしまった。

英語で痴呆は dementia と記載する。de は除去あるいは否定を意味する接頭語であるから、dementia は mentia（精神状態）が無くなるという強烈な呼称であるが、響きが悪いから改められたという話は聞かない。ことの善し悪しは別だが、日本人は以前にも増して情緒的に流されるような気もするし、語彙が乏しくなったようにも思う。認知症よりもう少し趣きのある用語がなかったものだろうか。

そこで著者は耄碌《もうろく》という表現を思い出した。「近ごろあそこのお爺さん、少し耄碌されたね」などと以前はよく耳にした。耄が老い惚けるで、碌は役に立たないの意だから、相当に失礼な表現なのだが、著者は痴呆より響きが穏やかな印象をもっている。ひとつには普段あまり使用しない漢字を重ねた表現のために正確な意味が理解できなかったからだろうが、ほかにも理由があったのかもしれない。

脳は成長とともにそれを構成する神経細胞が増え、成人期にその数は五百億個（一千億個という説もある）に達する。しかし、その後は徐々に一定の数が失われていく。一説には三十五歳から六十歳にかけておよそ一〇パーセントの神経細胞が脱落するという。生活環境が改善され、医学も進歩し、高齢化が進めば認知症が増えるのはある意味で自然の成り行きといえる。わが国ではそこに少子化が追い打ちをかけてひとびとに将来の不安を抱かせるのである。

耄碌という表現が生きていた時代は高齢者の数は多くはなかった。戦後しばらくは男性五十歳、女性五十五歳あたりが平均寿命であった。そのころは痴呆に対するひとびとの不安感もいまほどには大きくなかった。数の少なさがその根本的な理由に違いないが、おのおのの気持ちの違いも影響していたのではないだろうか。食事をしたのを忘れて「まだか」と催促したり、あちこち徘徊する者がいたとしても、それを社会やその地域が容認する土壌があったような気がする。二世代、三世代で構成された家族が多く、それぞれは決して裕福ではなかったから体裁を繕っている余裕もなかった。子供の数が多く、誰かが親の面倒を看なければという意識も特別なものではなかった。痴呆に代わる用語を役人や学者が会議を開いて決めるなどという時代ではなく、耄碌はどこか茫洋とした響きをもってひとびとの会話に登場していたような気がする。

認知症に陥った人をだれが面倒を看るかは現代社会の避けて通れない重大事である。しかし、惚けを克服する医学的な手だてが未熟であるうちは、むやみに慌てることなく、老いれば脳の機能も減弱するのが自然の成り行きであるという受容の気持ちを個人も社会も忘れてはいけないように思う。そのうえで対策を練るのである。

ところで、耄碌という表現は江戸時代すでにあったようだが、誰がいつ考えついたのか語源辞典などを調べてもはっきりしない。したがって、以下は著者の〝いたずら〟である。

むかし魯《ろ》の国に薬屋を営む耄《もう》という男がいた。ある日、鬚髯《しゅぜん》（あご髭と頬鬚）豊かな老人が店先に現れた。

「自分は長きにわたって藐姑射《はこや》の山で修行した甲斐あっていよいよ昇仙（仙人になる）できることになった。そこで、天上界ではこれも必要なくなった」

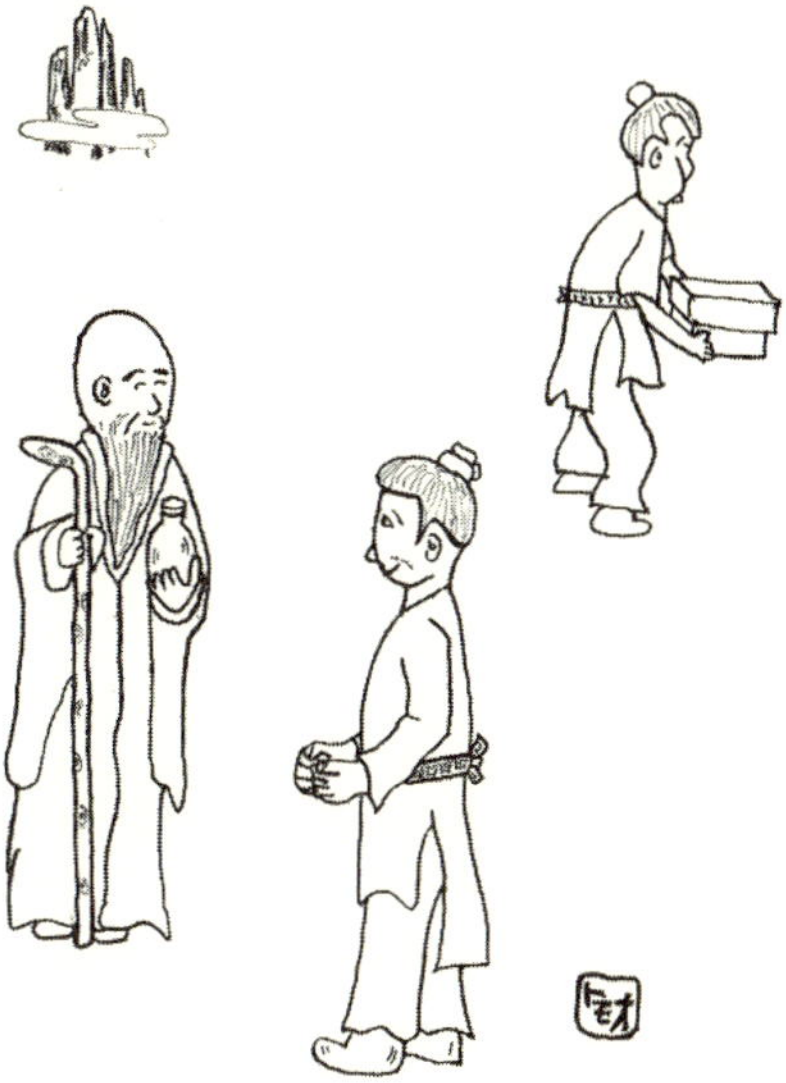

男はそういうとふるぼけた壺を差し出し「このなかに不老長寿の仙薬が入っている。あなたは手広く商いをしているようだから格別に譲ってもよいが、いかがかな」と続けた。

耄は値切ってこれを買った。しかし、よくよく考えれば、昇仙する者がなぜ金銭を求めたのか奇妙である。いかにも仙人らしい風貌に騙されたのではないか。不老長寿の効能などあるのだろうか。不安になった耄はそれを確かめるべく自分より年嵩《としかさ》な使用人の碌《ろく》が病がちなのを幸いに薬効を偽って丸薬をいくつか呑ませた。

耄は碌の年老いていくさまを注意深く観ていたが、仙薬の効あってかどうか、彼は思いのほか長生きした。そして、耄も年老い、いつのまにか当初の目的はおろか、仙人まがいの男から多くの丸薬を買ったことも忘れてしまった。

春秋戦国時代に著わされた『偽経《ぎきょう》』に記されたこの故事から「老いて物忘れをする」ことを耄碌というようになった。くどいようだが、この物語は著者のいたずらなので悪しからず。

あとがき

二十〜三十年まえまでは町医者といえば自宅のわきに診療所を併設して開業するのがあたりまえであったが、最近は街のビルのテナントとして始めるのがめずらしくなくなった。聴診器と診察台だけあればこと足りた時代は過ぎ去り、昨今は医療技術の進歩に伴って診療には高価な機器が必要になり、それらを駆使するにも相当の期間をかけて技術を習得しなければならなくなった。若くない年齢で過大な初期投資を避けるためにはビル開業が適しているのである。これも時代とともに変化する医学事情の反映といえる。

著者も七年ほどまえからビルの一画で開業している。そのビルは医療モールの体裁をとっていて、十二科三十五軒の診療所が軒を連ねている。それぞれ独立した診療所ではあるが、相互に連絡をとりあって診療することも少なくなく、全体としてのまとまりも必要だろうということで、グループとして一九九〇年から年に三回ほど診療所案内の小冊子が配布されていた。ここに収録した内容の半分ほどは過去五年にわたって「医学随想」と題してそこに連載したものである。読者の大半は通院してくる患者さんで、お世辞半分なのかもしれないが、ときに「面白かったよ」という方もいて勇気づけられ、加筆のうえ整理して本書としたのである。こんどの読者は患者さんではないからどんな感想をもたれるのか少なからず不安である。浅学なところは叱正をお願いして筆を擱くことにする。

なお、本書に上梓の機会を与えられた黎明書房社長の武馬久仁裕氏にこの場をかりて感謝の意を表します。実は本書のタイトルも現代俳句協会に所属する氏の俳人らしい発案によって決まったのである。長期にわたって編集の労をとられた吉川雅子氏にも深く感謝いたします。

二〇一一年　母を亡くしてはじめての春

古井倫士

主要参考文献

〈アスクレピオスの杖〉
西山清『聖書神話の解読』中央公論社、一九九八年
デビット・ヴェンガル（阿部素子訳）『ギリシャ神話』PARCO出版、一九九三年
矢島文夫訳『ギルガメシュ叙事詩』筑摩書房、一九九八年

〈医の神〉
梶田昭『医学の歴史』講談社、二〇〇三年
マックス・アラン・コリンズ（小林浩子訳）『ハムナプトラ　失われた砂漠の都』角川書店、一九九八年
ヘロドトス（松平千秋訳）『歴史（上）』岩波書店、一九七一年
村松剛『ユダヤ人』中央公論新社、一九六三年

〈大黒さまと一寸法師〉
宇治谷孟現代語訳『日本書紀』講談社、一九八八年
貴田庄『小津安二郎の食卓』筑摩書房、二〇〇三年
久慈力『七福神　信仰の大いなる秘密』批評社、二〇〇三年
神戸中医学研究会訳編『漢薬の臨床応用』医歯薬出版、一九七九年

次田真幸訳注『古事記（上）』講談社、一九七七年
林道義『日本神話の英雄たち』文芸春秋、二〇〇三年

〈最古の手術〉
アール・ワルカー（古和田正悦訳）『脳神経外科の歴史』西村書店、一九八三年
飯島紀『ハンムラビ法典』国際語学社、二〇〇二年
シンガー、アンダーウッド（酒井シヅ、深瀬泰旦訳）『医学の歴史』朝倉書店、一九八五年
ユルゲン・トールワルド（塩月正雄訳）『近代外科を開拓した人びと』講談社、一九七四年
三井誠『人類進化の七〇〇万年』講談社、二〇〇五年

〈酒〉
アポロドーロス（高津春繁訳）『ギリシャ神話』岩波書店、一九五三年
板倉又吉『酒おもしろ語典』大和出版、一九八六年
上村悦子『万葉集入門』講談社、一九八一年
加藤伸勝『酒飲みのための科学』講談社、一九七七年
倉野憲司校注『古事記』岩波書店、一九六三年
黒羽英男『漢書食貨志訳注』明治書院、一九八〇年
呉茂一『ギリシャ・ローマ叙情詩選』岩波書店、一九九一年
小泉武夫『酒の話』講談社、一九八二年
小林登志子『シュメル—人類最古の文明』中央公論新社、二〇〇五年

夏目漱石『草枕』新潮社、一九五〇年
吉田兼好（三木紀人訳注）『徒然草（三）』講談社、一九八二年

〈ふぐ料理〉
小泉武夫『醗酵食品礼賛』文芸春秋、一九九九年
末広恭雄『魚の博物事典』講談社、一九八九年
高馬三良訳『山海経・中国古代の神話世界』平凡社、一九九四年
野口玉雄『フグはなぜ毒をもつのか・海洋生物の不思議』日本放送出版協会、一九九六年
荻原千鶴訳注『出雲風土記』講談社、一九九九年
村治笙子『古代エジプト人の世界　壁画とヒエログリフを読む』岩波書店、二〇〇四年

〈病院〉
井上忠男『戦争と救済の文明史』ＰＨＰ研究所、二〇〇三年
酒井シヅ『病が語る日本史』講談社、二〇〇二年
森林太郎「阿育王事蹟」『鷗外全集　第4巻』岩波書店、一九七二年

〈安倍晴明と丹波康頼〉
池上洵一編『今昔物語集・本朝部（中）』岩波書店、二〇〇一年
繁田信一『陰陽師』中央公論新社、二〇〇六年
丹波康頼（槙佐知子訳解）『医心方　巻一四』筑摩書房、一九九八年

戸谷学『陰陽道とはなにか』ＰＨＰ研究所、二〇〇六年
服部敏良『医学』日本史小百科二〇、近藤出版社、一九八五年

〈病草紙〉
五味文彦『絵巻で読む中世』筑摩書房、二〇〇五年
澁澤龍彦、宮次男『図説　地獄絵をよむ』河出書房新社、一九九九年
立川昭二『日本人の病歴』中央公論社、一九七六年
中野三敏『写楽』中央公論新社、二〇〇七年
角川書店編集部編『日本絵巻物全集（第六巻）』角川書店、一九六〇年

〈バーバーポール〉
青木正美、西坂和行『東京下町１００年のアーカイブス』株式会社生活情報センター、二〇〇六年
井上清恒『医学史ものがたりⅠ　医人の探訪』内田老鶴圃、一九九一年
金井金吾校訂『定本　武功年表』筑摩書房、二〇〇三年
河原温『中世ヨーロッパの都市世界』山川出版、一九九六年
クロード・ダレーヌ（小林武夫、川村よし子訳）『外科学の歴史』白水社、一九八八年
坂口茂樹『風俗文化史選書６　日本の理髪風俗』雄山閣、一九七二年
シャーウィン・Ｂ・ヌーランド（曽田能宗訳）『医学を築いた人びと　上―名医の伝記と近代医学の歴史』河出書房、一九九一年
矢部一郎『西洋医学の歴史』恒和出版、一九八三年

〈らせん階段〉
キャサリン・スレッサー（乙須敏紀訳）『現代建築家による階段のデザイン』産調出版、二〇〇一年
長尾重武『建築家レオナルド・ダ・ビンチ』中央公論社、一九九四年
深尾奈緒子『イスラーム建築の見かた』東京堂出版、二〇〇三年

〈秀吉の医師団〉
小和田哲男『豊臣秀次「殺生関白」の悲劇』ＰＨＰ研究所、二〇〇二年
酒井シヅ『病が語る日本史』講談社、二〇〇二年
杉浦守邦『カルテ拝見　武将の死因』東山書房、二〇〇〇年
服部敏良『室町安土桃山時代医学史の研究』吉川弘文館、一九七一年
服部敏良『医学』日本史小百科二〇、近藤出版社、一九八五年
宮本義己「豊臣政権の番医」国史学１３３、一九八七年
安井廣迪編『近世漢方治験選集２　曲直瀬玄朔』名著出版、一九八五年
山田重正『典医の歴史』思文閣出版、一九八〇年

〈茶とコーヒー〉
臼井隆一郎『コーヒーが廻り世界が廻る』中央公論新社、一九九二年
科学技術庁資源調査会編『新版食料成分表』一橋出版株式会社、二〇〇一年
角山栄『茶の世界史』中央公論新社、一九八〇年
熊倉功夫『茶の湯の歴史　千利休まで』朝日新聞社、一九九〇年

〈江戸紫の思い出〉

岡田全弘『かぶり物　昔と今』東京・エディトリアル・プロダクション、一九六二年
高木市之助ほか監修『歌舞伎十八番』岩波書店、一九六五年
津川安男『歌舞伎　いま・むかし』新人物往来社、二〇〇四年
中江克己『色の名前で読み解く日本史』青春出版社、二〇〇三年
服部幸雄ほか編『歌舞伎事典』平凡社、一九八三年
服部幸雄『歌舞伎の美意識』平凡社、一九九六年
宮本馨太郎『かぶりもの・きもの・はきもの』岩崎美術社、一九六八年
森タミエ『衣裳による歌舞伎の研究』源流社、二〇〇三年
山川静夫『歌舞伎の知恵』演劇出版社、一九九四年

〈外来語とカタカナ〉
新井白石（村岡典嗣校訂）『西洋紀聞』岩波書店、一九三六年
新井白石（宮崎道生校注）『新訂　西洋紀聞』平凡社、一九六八年
佐藤喜代治編『漢字講座（4）漢字と仮名』明治書院、一九九〇年
佐藤美智代『日本語の源流』青春出版社、二〇〇二年
松村明教授還暦記念『国語学と国語史』明治書院、一九七七年

〈解体新書の謎〉
岩崎克己『前野蘭化（一～三）』平凡社、一九六六年
片桐一男『杉田玄白』吉川弘文館、一九七一年
菊池寛『忠直卿行状記』新潮社、一九四八年
杉田玄白（酒井シヅ訳）『解体新書』講談社、一九九八年
杉田玄白（緒方富雄校註）『蘭学事始』岩波書店、一九五九年
吉村昭『冬の鷹』新潮社、一九七六年

〈脳ブーム〉
井原康夫編著『脳はどこまでわかったか』朝日新聞社、二〇〇五年
大槻真一郎編訳『ヒポクラテス全集』エンタプライズ、一九八八年
小川鼎三『医学の歴史』中央公論社、一九六四年
梶田昭『医学の歴史』講談社、二〇〇三年

杉下守弘『言語と脳』講談社、二〇〇四年
時実利彦『脳の話』岩波書店、一九六二年
フロイド・E・ブルーム（中村克樹、久保田競監訳）『脳の探検（上下）』講談社、二〇〇四年
マイヤー・シュタイネック、ズートホフ（小川鼎三監訳、酒井シヅ、三浦尤三共訳）『図説医学史』朝倉書店、一九八二年

〈喜びと悲しみ〉
ポール・ショシャール（山口雄三訳）『人間の脳』白水社、一九六八年
デズモンド・モリス（横田一久訳）『「裸のサル」の幸福論』新潮社、二〇〇五年
島崎敏樹『感情の世界』岩波書店、一九五二年
時実利彦『脳の話』岩波書店、一九六二年

〈紫陽花〉
ヴェルナー・シーボルト（酒井幸子訳）『シーボルト　波瀾の生涯』どうぶつ社、二〇〇六年
ヴォルフガング・ゲンショレク（真岩啓子訳）『評伝シーボルト―日出づる国に魅せられて』講談社、一九九三年
大場秀章『花の男シーボルト』文芸春秋、二〇〇一年
片桐一男『出島―異文化交流の舞台』集英社、二〇〇〇年
呉秀三『シーボルト先生　その生涯及び功業1~3』平凡社、一九七三年
シーボルト（石山禎一、牧幸一訳）『シーボルト日記』八坂出版、二〇〇五年
福井英俊『新・シーボルト研究　II社会・文化・芸術篇』八坂書房、二〇〇三年

〈栄光と挫折〉
クロード・ダレーヌ（小林武夫、川村よし子訳）『外科学の歴史』白水社、一九八八年
ジュリー・M・フォスター（安原和見訳）『エーテル・デイ　麻酔法発見の日』文芸春秋、二〇〇二年
Roselyne Rey, History of Pain, (Louise Elliott Wallance, J. A. & S. W. Cadden, trans.) Ladecouverte, 1993

〈美幾女〉
大久保利謙「明治二年医学校に於ける解剖について」中外医事新報、一九三七年
小川鼎三「東京大学にて特志解剖の初まりと宇都宮鉱之進のこと」医事公論一六五八号、一九五七年
星野一正『医療の倫理』岩波書店、一九九一年
吉村昭『島抜け』新潮社、二〇〇二年
渡辺淳一『白き旅立ち』新潮社、一九七九年

〈男と女〉
石田雅彦『遺伝子・ゲノム最前線』扶桑社、二〇〇二年
新川詔夫、阿部京子『遺伝医学への招待』南江堂、一九九〇年
長谷川真理子『生き物をめぐる4つの「なぜ」』集英社、二〇〇二年
リン・マーグリス、ドリオン・セーガン（長野敬、原しげ子、長野久美子訳）『性の起源』青土社、一九九五年

〈脳卒中〉
アルバート・マリン（駐文館編集部訳）『スターリン―冷酷無残、その独裁政治』駐文館、一九九二年

エドワード・ラジンスキー（工藤精一郎訳）『赤いツアーリ～スターリン、封印された生涯』日本放送出版協会、一九九六年
ロバート・コンクエスト（佐野真訳）『スターリン　ユーラシアの亡霊』時事通信社、一九九四年
リチャード・ゴードン（倉俣トマス、小林武夫訳）『歴史は患者でつくられる』時空出版、一九九九年
ロード・モーラン（新庄哲夫訳）『チャーチル　生存の戦い』河出書房新社、一九六七年

〈頭痛と進化〉
井尻正二、後藤仁敏『新・ヒトの解剖』築地書館、一九九六年
神谷敏郎『骨の動物誌』東京大学出版会、一九九五年
坂井建雄『人体は進化を語る』ニュートンプレス、一九九八年

〈交叉の謎〉
後藤昇「錐体交叉はヒト以外の動物にも見られるのですか?」Clinical Neuroscience 17、一九九九年
水野美邦「錐体交叉の発見とその認識」神経内科6、一九七七年
ヒポクラテス（大槻真一郎編）『ヒポクラテス全集』エンタプライズ、一九九七年
三笠宮崇仁編『古代オリエントの生活』河出書房、一九九一年

〈耄碌〉
フロイド・ブルーム（中村克樹、久保田競訳）『新　脳の探検』講談社、二〇〇四年

図出典

〈医の神〉
三皇（内藤記念くすり博物館蔵）　三宅康夫、野尻佳与子編『薬の神様　神農さんの贈り物』一九九九年

〈最古の手術〉
穿頭された新石器時代の頭蓋骨（パリ国立自然史博物館蔵）　シンガー、アンダーウッド（酒井シヅ、深瀬泰旦訳）『医学の歴史』朝倉書店、一九八五年

〈安倍晴明と丹波康頼〉
医心方（東京国立博物館蔵）　Image : TNM Image Archives　Source : http://TnmArchives.jp/

〈バーバーポール〉
ギリシャ時代の瀉血治療（アッテカの赤絵花瓶、ルーブル美術館蔵）　マイヤー・シュタイネック、ズートホフ（小川鼎三監訳、酒井シヅ、三浦尤三共訳）『図説医学史』朝倉書店、一九八二年

〈江戸紫の思い出〉
古代エジプトの頭痛治療　J. W. Lance, *Mechanism and Management of Headache*, 1982

図出典

〈外来語とカタカナ〉
西洋紀聞（国立公文書館蔵）　宮崎道生校注『新訂　西洋紀聞』平凡社、一九六八年

〈紫陽花〉
アポロニア　大場秀章『花の男シーボルト』文藝春秋、二〇〇一年

〈頭痛と進化〉
ヒトの脊椎　小川鼎三、森於菟他『解剖学（第1巻）』金原出版、一九六九年
哺乳類の骨格　栃木県立博物館展示解説書「脊椎動物の進化―5億年の旅」、二〇〇四年

著者紹介

古井倫士

1948年 愛知県生まれ。1974年 名古屋大学医学部卒業。1978年 名古屋大学大学院医学研究科修了。Mayo Clinic 脳神経外科客員研究員，愛知医科大学脳神経外科講師，名城病院脳神経外科部長などを経て，2005年より医療法人国手会理事長。1979年 医学博士。1981年 日本脳神経外科学会認定専門医。1988年 Fellow of International College of Angiology。1993年 Fellow of American College of Angiology。2004年 Fellow of American Society of Angiology。日本頭痛学会認定専門医。2010年 日本頭痛学会認定指導医。
主な著書に『頸動脈病変と頸動脈内膜剥離術』南山堂，『頭痛の話』中央公論新社，『読めば楽になる女性のための頭痛の話』黎明書房，などがある。

ロマンとアンチロマンの医学《いがく》の歴史《れきし》

2011年6月1日　初版発行

著　者　古《ふる》 井《い》 倫《とも》 士《お》
発行者　武馬久仁裕
印　刷　株式会社太洋社
製　本　株式会社澁谷文泉閣

発行所　株式会社　黎《れい》明《めい》書《しょ》房《ぼう》

〒460-0002 名古屋市中区丸の内3-6-27 EBS ビル ☎052-962-3045
振替・00880-1-59001 FAX052-951-9065
〒101-0051 東京連絡所・千代田区神田神保町1-32-2 南部ビル302号
☎03-3268-3470

落丁本・乱丁本はお取替します。　ISBN978-4-654-07621-5